做自己的
心理医生

杜赢 编著

中国商业出版社

图书在版编目(CIP)数据

做自己的心理医生／杜赢编著. -- 北京：中国商业出版社，2021.10

ISBN 978-7-5208-1755-4

Ⅰ. ①做… Ⅱ. ①杜… Ⅲ. ①心理保健-通俗读物 Ⅳ. ①R161.1-49

中国版本图书馆 CIP 数据核字(2021)第 170908 号

责任编辑：谭怀洲　王彦

中国商业出版社出版发行
010-63180647　www.c-cbook.com
(100053　北京广安门内报国寺 1 号)
新华书店经销
三河市众誉天成印务有限公司印刷

* * * * *

880 毫米×1230 毫米　32 开　6 印张　116 千字
2021 年 10 月第 1 版　2021 年 10 月第 1 次印刷
定价：36.00 元

* * * * *

(如有印装质量问题可更换)

前　言

古语说："身安不如心安，心宽强如屋宽。"人类对健康的定义，已经不仅包括传统的身体健康，更增加了心理健康的含义。心理健康与否已经成为影响人们身体健康、日常工作、生活和学习的重要因素。

当今社会，激烈的竞争、文化的冲突和物质的诱惑无时无刻不在扰动着我们的心灵，我们常常感到忧愁、焦躁、不安、愤怒。人们也尝试着用物质的方式进行调整，但往往收效甚微。健身运动并不能减轻心中的忧虑；旅游归来没多久依然身心疲惫；柔软的水床并不能带来安逸的睡眠……

于是有人提出，现代人要学习一种新的生存技能——做自己的心理医生，帮助自己化解工作与生活中的各种心理压力。

做自己的心理医生，说简单一些，就是提高自己心理调节的能力；说复杂一些，就是在自己的意识里要有一个特殊的角色，拥有精神中的"第三只眼睛"，理智地观察自己情绪的变化，寻找心理扰动的原因。就像传说中每个人都拥有的"守护天使"，在关键时刻给予自己智慧，帮助自己正确应对纷繁复杂的现实，使自己不至于迷失方向。

做自己的心理医生，最重要的就是学习用健康的思维方式替代不健康的思维方式。例如，让两人同时观察同一只杯子，如果一个人注意到微小的斑点，另一个人注意到柔和的色泽，前者的思维模式就可能比较悲观，而后者的思维模式则更为积极。学习观察事物的积极方面也是对创建健康思维方式的一种重要训练。

做自己的心理医生，还要多了解相应的知识。清华大学有个学生，曾有一段时间为"抑郁症"所困，严重时看到窗户就想跳出去自杀。由于具备一些心理学知识，他知道这种情形是心理疾病的一种表现，于是便及时向专业人员求救并迅速得到了治疗。

本书从控制情绪、恋爱心理、婚姻心理、儿童心理、老年心理、交际心理、职场心理等方面切入，本着"虽然不能改变节奏，但可以改变调适心理"的理念，旨在让充满心理困惑的人们调适好自己的心理，从而以更加从容、平和的心态去工作、生活。

2021 年 5 月

目录

第一章 自我调适，不良心态的心理自疗术

自卑心理 / 002

自私心理 / 007

猜疑心理 / 012

羞怯心理 / 015

嫉妒心理 / 019

报复心理 / 023

挫折心理 / 026

偏见心理 / 031

第二章 掌控情绪，积极应对压力

不要做逃避的蜗牛 / 036

愤怒是失败的开始 / 039

让浮躁的心沉下来 / 042

如何摆脱厌倦情绪 / 045

告别焦虑，扫除心智阴霾 / 047

勇气帮你跨越恐惧的障碍 / 049

第三章 用心去爱：解决爱情中的心理困惑

男女不同的爱情观 / 052

循序渐进的告白最有效 / 056

女人不能要求男人太多 / 059

如何判断对方是不是合适的人选 / 061

如何成功走出失恋的阴影 / 064

第四章 换位思考：应对婚姻中的心理问题

换位思考能避免夫妻争吵升级 / 068

男人应该学会配合女人重视细节 / 071

安慰和承诺在伴侣间的重要性 / 075

合理的期望与感激是婚姻的甘露 / 077

女人不要过于期待男人的完美 / 079

如何面对婚外恋 / 082

第五章　用爱浇灌：关注孩子的心理健康

克服儿童"学校恐惧症" / 086

如何让孩子大胆地主动开口说话 / 088

吮手指、咬指甲 / 093

遗尿症 / 096

口吃 / 099

偏食 / 102

青春期强迫症 / 104

青春期挫折症 / 106

透视"社交恐惧症" / 110

青春期焦虑症 / 114

第六章 幸福晚年:摆脱老年心理危机

老年夫妻的恩爱艺术 / 118

"空巢"孤独感 / 121

记忆障碍 / 124

睡眠障碍 / 127

老年痴呆症 / 130

第七章 游刃有余:解决交际中的心理困扰

认识一个人强过防备一个人 / 134

有诚信才会有友情 / 137

有距离,更好做朋友 / 140
懂得关心对方,满足对方的需要 / 143
学会倾听,表达信任 / 147
交际中要学会与人为善 / 151
交际心理的"亲和动机" / 154

第八章 追求卓越:摆好职场中的心态

工作心态决定着你的工作极限 / 158
摒弃工作中"不值得"的心态 / 165
矫正心态,你是在为自己工作 / 169
好配角胜过烂主角 / 174
多与强者交流 / 177
别独享成绩 / 180

第一章

自我调适,不良心态的心理自疗术

自卑心理

自卑，就是自己轻视自己，看不起自己。自卑心理严重的人，并不一定就是他本人具有某种缺陷或者短处，而是不能悦意容纳自己，自惭形秽，常常把自己放在低人一等的位置。

自卑的人情绪低沉，郁郁寡欢，常害怕别人看不起自己而不愿意与别人来往。他们做事缺乏信心，优柔寡断，缺乏竞争意识，享受不到成功的喜悦和欢乐。

一般来说，自卑感的产生与主客观因素和自我评价因素密切相关，其表现有三：

1. 胆怯封闭。一些人由于深感自己不如别人，在与人交往或者从事某项事业时认为自己必败无疑，于是把自己封闭起来，不参与竞争，不干有风险的事，坚信"安全第一"。越是封闭自己，越是对自己没有自信，容易造成恶性循环。

2. 自傲逼人。即人们常说的过分的自卑以过分的自尊表现出来，尤其是当屈从的方式不能减轻其自卑之苦时，就采用好斗的方式。有自卑感的人，他们比任何人更注意不让自己被别人发现其内心的真实想法，因此当他认为别人可能会发现时,便采用好斗的方式阻止别人对自己的了解。人们常发现这种人动辄就会为一些微不足道的事寻找借口滋事。其实,这种矫枉过正的做法,反而暴露出自己真实的内心世界。

3. 跟随大溜。丧失信心之人,常对自己的决定缺乏自信,便随大溜以求与他人保持一致,去应验一句"人随大溜不挨罚,羊随大群不挨打"的古训。害怕表明自己的观点,努力寻找他人的认可。很多自卑者都有一个"规律",他们在做了某一件事之前就想:别人是不是这样的看法?我这样做会让人笑吗?我的做法会不会被认为是出风头?在做了事之后又想:不知会不会得罪人?如果刚才不这样做就会更好,等等。总而言之,求同心理极强。

下面一些想法是自卑者的典型心理:

(1) 消极地看待问题,凡事总往坏处想。

(2) 总是自怨自艾与自责。

(3) 意志消沉。自卑者的意志是消沉的,他们心情沉重的原因之一是"背负情感包袱"。他们把没有解决的老问题、老矛盾背在身上,天天翻来覆去地念叨那些烦恼的事情。

(4) 多疑,对别人和自己的信心都不足。

(5) 高兴不起来。如果你对于生活前景的看法是消极的,你就不可能快乐。对于情绪消极的自卑者来说,几乎没有过欢笑愉快的经历。他们把现实可能享受的欢乐也失去了,因为他们还在回味昨日不愉快的经历,沉溺于痛苦之中。

(6) 老是想着扫兴的事情,一旦看到别人充满热情地去做某件事,会觉得不可思议。

(7) 不愿意改变,不愿意尝试新鲜事物。

奥地利著名心理学家阿德勒认为，人类都有自卑感，以及对自卑感的克服与超越。当我们小的时候，看到别人长大而自卑；当我们大的时候，却发现别人比我们更有钱；当我们有钱的时候，看到别人比我们更年轻力壮，这些都会让我们在心底里产生自卑。这样看来，自卑其实并不可怕，从某种程度上讲，自卑也是推动一个人不断自我完善的动力。但是，如果你已经认识到自己的自卑，而不愿意去进行自我突破的话，那么自卑对你来讲就是有害的。

在现代社会变化剧烈而竞争残酷的状况下，任何人都会不断地遭到自卑感的冲击，尤其是当以往在许多方面逊色于自己的人，如今却优越地站在你面前的时候，你的心理会严重失衡，那种自卑感更是难以忍受。

可是自卑并不是错。阿德勒认为，自卑感并不是什么坏的情感，或是变态的征兆。相反，它是每个人在追求更加优越的地位和完美的人生过程中必然要出现的心理反应。关键在于如何对待这种自卑，是像孩子那样利用自卑作借口逃避现实，事事依赖他人，还是勇敢地克服和超越自卑，走向成功的人生？

每个人都会有自卑感，但不同的人可能有不同的选择——第一种人自惭形秽，被自卑所压倒，在消沉中萎靡不振，在忧郁的情绪中越陷越深而不能自拔，形成恶性的"自卑情结"。第二种人由于刺激产生了相当强烈的反抗心理，急于改变自卑的地位，不顾他人利益，极端自私，形成专注于自我的狂热的"优越情结"。这是和极端的自卑者完全相反的人格类型，由于缺乏社会责任感和合作精神，同时过分妨碍他人，往往也遭到失败的结局。第三种人是上述两者的中间型，他能正视自己的自卑，注重克服和超越，更清楚人与人之间既有冲突，又有合作，而自我的成功就需要在合作中达成，需要兼顾他人的利益。这是一种理性且健康的优越人格。看看当今的社会，这样的人往往如鱼得水，甚至无往不胜。因此对于一个自卑者，如何战胜自卑心理对于人生有着重要的意义。

战胜自卑就要正确地认识自我。尺有所短，寸有所长。每个人都有自己的短处，也都有自己的长处。如果我们以己之长去比别人之短，就能发掘出自信，可以在客观地认识短处和劣势的基础上，找出自己的长处与优势。可以将自己最满意的事情、最引以为荣的优点和令人瞩目的成绩，炫耀于心中的"荣耀室"，从而反复地刺激和暗示自己"我还可以""我能行"。美国著名心理学家麦克斯威尔说："人的所有行为、感情和举止，甚至才能，与其自我意象是一致的。"如果能将"我还可以""我能行"的心理暗示，不断地渗透到自己人生的各个方面，便能撞击出生命的火花，就能培养出阿基米德"给我一个支点，我将撬起地球"的那份自信。

要正确地评价自己。人贵有自知之明。所谓"自知之明"，不仅表现在能如实地看到自己的短处，还表现为能恰如其分地看到自己的长处，这才是正确的与人比较。马克思曾说过，伟人之所以高不可攀，是因为你自己跪着。

要正确地表现自己。心理学家建议：有自卑心理的人，不妨多做一些力所能及、把握较大的事情，这些事情即使很"小"，也不要放弃争取成功的机会。任何成功都能增强自己的自信，任何大的成功都蕴积于小的成功之中。换言之，要通过在小的成功中表现自己，确立自信心，循序渐进地克服自卑心理。

设法正确地补偿自己。盲人尤聪，聋者尤明，这是生理上的补偿，人的心理也同样具有补偿能力。为了克服自卑心理，可以采用两种积极的补偿：其一是勤能补拙，知道自己在某些方面有缺陷，不背思想包袱，以最大的决心和最顽强的毅力去克服这些缺陷，这是积极的、有效的补偿。华罗庚说："勤能补拙是良训，一分辛苦一分才。"其二是扬长避短，"失之东隅，收之桑榆"。我们读达尔文、济慈、康德、拜伦、培根、亚里士多德的传记，就不难明白，他们的优秀品质和一生的辉煌成就，从某种意义上来说，都是这样促成的。人的缺陷，不是绝对不能改变的，关键是自己愿不愿意改变，只要下定决心，讲究科学方法，因势利导，就会使自己摆脱自卑，逐渐成熟起来。

自私心理

在日常生活中，我们经常可以看见一些自私的人，实际上，自私是一种较为普遍的非常态的心理现象。

从造词法的角度上来看，"自"指的是自我，"私"指的是利己，两者合起来"自私"指的就是一个人在只以自己为中心的前提下，过分考虑自己的利益，不管在什么事面前，第一时间想到的都是他自己，只顾及个人的利益，一点儿也不顾及他人、集体、国家和社会的利益。我国古代有一句话来形容这种人，叫作"拔一毛利天下而不为"。值得我们思考的是，对于这种现象，有的人嗤之以鼻，不屑为伍，但也不乏人心向往之，恨自己为什么不能像那些人一样自私自利，尽享奢华。一定要注意，后者是非常严重的、需要矫正的病态自私心理。自私其实也和其他良好或不良的心理状态一样，都有着程度上的轻重不同，但即使是轻微一点的自私心理往往也很容易惹人反感。

从前有两个十分吝啬的人，巧合的是，他们一个叫吝先生，另一个叫啬先生。有一天，吝先生到县城办事，恰好在路上遇到了啬先生,两个人互相打招呼,有说有笑,并结为了好朋友。在分手时,两人相约在中秋节到子虚亭饮酒赏月,互叙友情,并约定吝先生备酒,啬先生备菜。

中秋节很快就到了,两人按约定的时辰准时来到子虚亭。见面时双方都是两手空空的,在石桌两旁相视而坐,大家不禁哈哈大笑起来。为了打破尴尬的局面,吝先生首先站起来,用手作酒杯状,遥指天空,大声说道:"月光如水水如酒,请啬先生开怀畅饮。"啬先生也不甘示弱,伸出两只手指作筷子状,指着荷塘里的水深情地说:"池中有鱼鱼是菜,请吝先生大饱口福。"

两人"酒"来"菜"往,互敬互让,风雅非凡,好不热闹。啬先生手起嘴动,咂得啧啧作响,并连声说:"真是好酒,杜康也得逊色几分。"吝先生也把两个指头往嘴里送,自夸起来:"确实是好菜,山珍海味也难相比。"

这对小气鬼在亭子里的荒唐举动,引来不少过路的人驻足观看。其中有人认识这两个有名的自私鬼,便风趣地挖苦说:"今天两位仁兄赏月,喝的是吝啬酒,吃的是吝啬菜,你们活着是吝啬汉,死了就是吝啬鬼。"

当然,这样吝啬的自私鬼在我们的生活中实在是少见,可生活中的自私心理有哪些基本特点呢?

1. 深层次性。在即将探讨自私的时候,我们必须明白一点,所谓的自私,是一种几乎算是人类本能性的欲望,这是一种深层次的心理活动。也就是说,你可能根本就无法发现自己正在进行自私的行为,因为你已经被你潜意识里的自私所操纵了。它就像一只邪恶的野兽,蛰伏在我们每一个人的心灵深处,随时准备择人而噬。人类生来就有各方面的诉求,比如说生理方面的诉求、物质方面的诉求、精神方面的诉求、社交方面的诉求等,不一而足。这些诉求之间有着一种递进的、有层次的关系。每满足一层,人类就会自动追求下一层,在诉求不能得到满足时,人就必然感到痛苦不堪,这是写在我们基因里的东西,以人类目前的技术手段和认识水平都无法对之进行根本性的改变。但是,事物都是有着互为辩证的两个方面,诉求同时也是人类各种行为的第一推动力,可以这样说,人类的所有行为都是为了满足其行为所相对应的诉求。

但是,人的欲望是没有尽头的,如果这个世界上会有什么东西能比宇宙更加无限,那就只能是人类那颗永不满足的心。正是因为这个原因,人的欲望和需要,都必须得到控制,不能任其无限发展。人类所有的诉求,都必须要受到社会规范、道德伦理、法律法规的严格制约。假如完全不顾及社会条件和时代条件,完全不顾及千百年来人类为了更好的未来而自我约束的道德评价体系和社会法制,不顾及与你同时代的千千万万和你一模一样的个人,而只是一味地想要满足自己的各种私欲的人,就是具有严重自私心理的人。但是通常来说,自私心理实际上一般是隐藏在个人的需求结构之中的,你可以唤醒它,也可以为了他人,也为了自己,让它继续昏睡下去。

2. 下意识性。我们在前文已经提到了，自私心理有几个非常顽固的地方，那就是我们每个人都有，它就好像是我们人类身体的一部分，而且是人类与生俱来的，被深深地写在基因里的性格。而这一点也就正好形成了自私心理的隐藏性。自私心理往往隐藏得非常深，它的存在与表现便常常不会被个人所意识到。也就是说，很多有自私行为的人甚至根本意识不到他实际上是在做一件自私的事，还以为这一切都是理所应当的。其实，我们生活中经常会遇见这种人，有的时候会产生一种和他们无法交流的感觉。

3. 隐秘性。有一种自私的人因其自私自利的行为而引起身边人的公愤，但他们就好像已经养成了习惯，完全不当回事，有种死猪不怕开水烫的"英雄气概"。但与此同时，他们为了逃避舆论谴责和进一步可能发生的社会惩罚，便会暗中改变方针，他们常常口唱高调，故作姿态，然后再偷偷摸摸地占别人的便宜，在自己布下的谎言和假象之中，将其内心本来自私的本性隐藏在别人和自己的视线里。像是滚刀肉一样，任谁拿他也没有办法，而被他侵犯利益的人往往是哑巴吃黄连，有苦说不出。

自私心理是需要我们重视的心理状态，应该采取一定的方法进行调适。

首先，你可以试着多做利他行为。若想改变自私心理，其实有一个非常简单易行的方法，那就是利他行为。例如关心和帮助他人，给希望工程捐款，为他人排忧解难等。还有一些自私心理特别重的人，可以从让座、借东西给他人这些小事情做起，循序渐进，这样之后才能做大一点的好事。多做好事，可在行为中纠正过去那些不正常的心态，从他人的赞许中得到利他的乐趣，通过做好事，让自己得到教育和升华，使自己的灵魂得到净化。

其次，我们还可以对自己进行回避性训练。这是心理学上以操作性反射原理为基础，以负强化为手段而进行的一种常用的自我训练方法。通俗地说，凡下决心改正自私心态的人，只要意识到自私的念头或行为，就可用缚在手腕上的一根橡皮弹环弹击自己，这样就可以从痛觉中意识到自私是不好的，促使自己纠正。

再次，要调整心态，"攻心为上"。比如使用内省法。这是构造心理学派主张的方法，是指通过内省，即用自我观察的陈述方法来研究自身的心理现象。研究明白了自己的想法，也就会更好地控制它。自私常常表现为一种下意识的心理倾向，如果准备克服自己的自私心理，就必须经常对自己的心态与行为进行自我观察。在进行自我观察时要有一定的客观标准，就是一定要遵守社会公德与社会规范。而要反省自己的过错，就必须加强学习，更新自己的世界观，强化社会价值取向，向毫不利己、专门利人的模范学习，对照社会榜样与模范寻找差距，并从自己自私行为的不良后果中看危害、找问题，总结改正错误的方式方法，最后使问题得以完全攻克。

摒除自私心理，学会分享，这样就可以破除人与人之间的冷漠。把自己的胸怀打开，主动与人分享，你就能够体会到更多的快乐、温情和成功。

猜疑心理

很多人都读过《三国演义》，而读过《三国演义》的人都知道曹操多疑，书中一回罗贯中这样写道：曹操刺杀董卓不成，单骑逃出洛阳，飞奔谯郡，路经中牟县时被擒，县令陈宫慕曹操忠义，乃弃官与之一起逃亡。两人行至成皋，投曹父故人吕伯奢家中求宿，受到热情款待，吕伯奢并亲往西村沽酒，然曹操闻堂后有磨刀之声，疑其图己，遂与陈宫将吕家8人全部杀死，其实吕家磨刀只是为了杀猪款客。操与陈宫无法，只好逃走，途中与沽酒而归的吕伯奢相遇，曹操害怕暴露真相，干脆连吕伯奢也杀了。陈宫惊问其故，操曰："宁教我负天下人，休教天下人负我！"

曹操因为多疑，将热情款待自己的吕伯奢一家全部屠杀，再说出"宁教我负天下人，休教天下人负我！"之后，作者罗贯中给了他一个评价为"设心狠毒非良士，操卓原来一路人"，而本来仰慕曹操而不惜弃官同他一同出逃的伙伴陈宫也终于明白："我将谓曹操是好人，弃官跟他，原来是个狼心之徒！"

猜疑心理是一种非常不健康的心理，它是由主观推测而对他人产生不信任感的复杂情绪体验。猜疑心重的人往往整天疑神疑鬼、无中生有，每每看到别人议论什么，就认为人家是在讲自己的坏话。更可怕的是，那些总是猜忌成癖的人，往往捕风捉影、节外生枝、说三道四、挑起事端，这样造成的结果只能是自寻烦恼，害人害己。

猜疑心理是人际关系的蛀虫，既会损害正常的人际交往，又十分影响个人的身心健康。要想了解猜疑心理，先要知道猜疑心理的产生原因：最主要的来源就是一个人错误的思维定式。那些喜欢猜疑的人，总是以某一假想目标为起点，凡事都是用自己的一套思维方式，依据自己的认识和理解程度进行循环思考。这样就很危险了，这种思考从假想目标开始，又回到假想目标上来，如蚕吐丝做茧，把自己包在里面，死死束缚住，这样遭殃的就只会是自己。

猜疑心理重的人通常也是狭隘自私、自尊心过强、嫉妒心强烈的人。不管怎样，都会对自己造成不良影响。

既然猜疑心重这么有害，我们当然要对其进行调整。首先，应该培养理性思维，防止感情用事，猜疑者在消极的自我暗示心理下，就会觉得自己的猜疑顺理成章、天衣无缝。我国自古流传的"疑人偷斧"的故事，就是一个非常典型的例子。因此在现实中，我们遇事要保持冷静，多观察、分析和思考，克服当局者迷的认知错误。这是消除自己猜疑心的重要途径。

除此之外，还应该学会培养自信心，我们每个人都应当看到自己的长处，相信自己的长处，相信自己会与周围人处理好人际关系，会给你身边的人留下一个良好的印象。当我们充满信心地进行工作和生活时，就完全不必担心自己的行为，也完全不必随便怀疑别人是否会挑剔、为难自己。自信心培养起来之后就应注意加强交流，拉近心理距离。了解是信任的基础，不了解，是无法信任的。信任是感情的纽带和猜疑的坟墓。在与他人交流的时候，应该注意加强相互交流、相互了解、相互信任，这样在情感上才能产生共鸣，才会有效地消除猜疑。

　　在这一切准备好之后，最好还能学会自我安慰。自我安慰，是对自己的一次精神抚摸与放松，一个人在生活中，难免会遭到别人的非议和流言，也难免与他人产生误会，这其实没有什么值得大惊小怪的。在一些生活细节上不必斤斤计较，完全可以糊涂些，这样并不会失去什么，却能使你避免自己烦恼。如果觉得别人怀疑自己，应当安慰自己不必为别人的闲言碎语所困扰，不要太过在意别人的议论，做好自己。

羞怯心理

我们常常会说某一家的小孩比较害羞,但是害羞和羞怯还是有区别的,羞怯既指害羞,也指胆怯。人们总以为那些只是未成年人的心理或心理特征,随着年龄和阅历的不断增长,会自然地克服它。然而事实却不容乐观,根据美国斯坦福大学心理学家所做的调查,在抽样调查的1万多名成人中,约40%有不同程度的羞怯心理,且男女人数比例基本持平。几乎所有的人都有或曾经有过某种程度的羞涩和胆怯,不过有些人表现得特别严重。羞怯心理较重的人在人际交往中表现为:话未开口脸先红、话语低沉心发跳,遇到困难,宁可憋在肚子里,也不好意思向他人请教。羞怯心理会影响人的正常交往,不利于发展自己的聪明才智和适应社会环境。

羞怯心理的产生可以概括为很多方面的原因,首先是青春期生理变化引起的感应性反应。人在青春期生理、心理发育最旺盛,激素分泌较多,这是一个生理学上的问题,外界刺激时就会突然打破体内的平衡而变得紧张,表现为冒汗、脸红、心慌等感应性反应,这是比较正常的现象。然后就是自卑心理的影响。具有羞怯心理的人羞于与他人交往,特别是不敢和陌生人、刚认识的人交往，这是因为他们对自己信心不足、害怕出错所导致的。另外成长中的环境影响也至关重要。如果一个人在童年、少年期的交往中曾经受到过他人的训斥、嘲笑或戏弄，心里往往就会产生严重的阴影，以后进入类似环境或新环境时就会出现胆怯心理，这是比较特殊的情况。

羞怯心理其实是比较常见的，不必太过在意，但是如果过于严重，有时确实误事。所以，我们还是有必要将其克服。对此，美国著名心理学家班杜拉指出，羞怯起因于许多事情，但克服羞怯的方法却只有一个，那就是将羞怯表现在行为中。那么具体应该怎样做呢？

你可以试着主动把你的不安告诉别人。诉说是人类的一种心理释放，能让你心理上舒服一些，而且往往还能获得他人的劝慰和帮助，你的信心和勇气将会随之大增。或者可以做一些克服羞怯的运动。例如：将两脚平稳地站立，然后轻轻地把脚跟提起，坚持几秒钟后放下，每次反复做 30 下，每天这样做两三次体操，就可以帮助你消除心神不定的感觉。与别人相处的时候，不论是正式还是非正式的聚会，开始时不妨手里握住一样东西。比如一本书、一块纸巾等，当你手里握着这些东西，对于害羞的人来说，往往会感到舒服而且有安全感，羞怯感也就不那么严重了。

学会毫无畏惧地专心看着别人，这是非常容易的。当然，对于一位害羞的人，开始这样做比较困难，但是，你必须要学，如果你总是回避别人的视线，总是不看人，而只是盯着一件家具或远处的墙角，难道不是显得很幼稚吗？难道你和对方不是处在同等的地位吗？有什么不能在一起说的？为什么不拿出点勇气来，大胆而自信地看着别人呢？难道你是害怕他吗？问清楚这些问题，也许你的问题也就迎刃而解了。你还可以在平时多读些课外书籍、报纸杂志，开拓自己的视野，丰富自己的阅历。这样在经过一段时间后，你就会发现，在社交场合你可以毫无困难地表达你的意见。这将会有力地帮助你树立自信，克服羞怯。因为你整个人已经变了，更加有能力，更加有气质。

除了大方向以外，还有一些小细节可以注意。在平时参加社会活动时，你应该尽量坐在社交场合的中心位置，有意地把自己暴露在公众面前。害羞的人参加社交活动时总喜欢坐在角落里，这样做是因为他们不想别人注意他，想自己躲起来。诚然，这样做确实不容易引起别人的注意，也不容易被人发现，但你也就同时失去了别人认识你的机会，于是就只会造成一种结果，那就是少了许多他人注意你和接触你的机会。

在和别人说话的时候，声音可以适当地大些。说话声音大并且有条理、有见地，往往会让你吸引到人们更多的注意力。而那些害羞的人则不一样，他们在社交场合中讲话总是模糊不清，并且把声音压得很低。提高你的声调不仅可以使更多的人听到你说的内容，还会使人觉得自己有一种自我实现感，进而会增强继续讲下去的信心和勇气。还有，在别人和你讲话的时候，你的眼睛最好看着对方。这是对人的礼貌，但是害羞的人常常忘了这种起码的礼貌。当然了，初次开始练习，你要注意，不要眼睛瞪着对方看，那会让人感到非常不舒服，但与此同时，你应该让对方明白你是在专心听他讲话，而不是在想别的事情。当你看着对方的时候也会使你相信，他重视你的反应。另外在和别人讲话时，当别人没有正面回答你的话，那么你就再说一遍。害羞的人总是喜欢给自己找理由，认为别人对自己的话可能没兴趣，所以害羞的人要想办法向大家证实自己的存在时，当别人因为未知原因没有回答你的话，你可以不厌其烦地再说一遍。这样你早晚会得到答复。然后在你向别人说话的过程中，即使别人从中间插嘴，你也要记得把话说完。确实，人们在说话时常常会遇到别人插嘴的情况，从而话题被打断，甚至最后把话题遗忘，这是一种常见的情况，你完全没有必要为此感到害羞，要知道在大部分情况下，别人之所以插嘴是表示他们对你说的话感兴趣，是在鼓励你把话题继续说下去。所以，不要以话题被打断为由就此不讲，这样只会妨碍你的思想或感情表达，妨碍你的发挥。

嫉妒心理

果戈理在《肖像》中讲述了一个耐人寻味的故事：年轻的恰尔特柯夫是个有才能的前途远大的画家。他的教授曾告诫他：要珍惜自己的才能，不要随波逐流，不要只知道怎样设法去吸引人们的注意……可是，他没有战胜自己，没有经受住外界的诱惑，在金钱和虚荣面前他失去了方向。为了迎合上流社会仕女们的心理，他就违反生活的真实，尽力把肖像画成她们自己希望的样子。于是，他名声大噪，求画者一个个都称他是稀世奇才。他变得富裕起来，但他的画笔却冷淡了、迟钝了。正当盛年，他的才华就已经凋谢。这时，美术学院请他去评判一件新作。这是一幅真正的杰作，作者是他熟悉的朋友。他战栗了，他想起自己也曾有过的才能……他心中充满了恼恨，充满了嫉妒，这股嫉妒之火在他的心中越烧越烈。他决心用自己所有的财富去高价收买艺苑中的精品，然后把它们一一扯成碎片。在一次这样的嫉妒之心的疯狂发作中，他结束了自己的一生。

恰尔特柯夫年轻有才华，因为没有战胜自己性格的缺点，为金钱和虚荣所迷惑,而且不能正确认识到自己的嫉妒之心,最终落得悲惨的结局,令人惋惜和感叹。

有句电影台词这样说道:"每一个人都会变得歹毒,只要你尝试过什么叫嫉妒。"的确,这是在文艺作品中非常常见的心理状态,甚至是很多作品的主题。但是我们这里所讲述的嫉妒,一般是指个人在意识到自己对某种利益的占有受到威胁时,或者是潜在的利益和潜在的威胁,因而产生出的一种不良的情绪体验。嫉妒心理经常会与不满、怨恨、烦恼、恐惧等各种消极情绪联系在一起,这样就会构成嫉妒心理的独特情绪。但是嫉妒也分很多种类,不同的嫉妒心理有不同的嫉妒内容,在名誉、地位、钱财、爱情这四个人生的大方面表现得尤为突出。还有一种比较极端的嫉妒者,凡是别人所有的,都在其嫉妒之内,因而陷入无尽的痛苦之中。

嫉妒心理非常好分辨,有一些比较显著的特性,比如进攻性。古希腊斯葛多派的哲学家认为:"嫉妒是对别人幸运的一种烦恼。"嫉妒心理的攻击目的在于颠覆被攻击者的形象。嫉妒心理一般还带有强烈的指向性。

嫉妒心理的指向性往往产生于自身同时代、同一部门、同一水平的人中间,而且和对方是否是自己身边的人并没有关系。因为曾经"平起平坐"或"不如"自己的人,如今超过了自己,于是就会产生强烈的抵触和对抗。

嫉妒还具有一定的发泄性和伪装性,大多数嫉妒者都伴随着发泄性行为。比如言语上的冷嘲热讽、行为上的冷淡、身体攻击等,也就是说,是把嫉妒心理表现出来。同时,嫉妒心理被大多数人所不齿,往往会使嫉妒者千方百计地进行伪装，企图让人察觉不出来他的嫉妒。其实，这也就从一方面证明了，嫉妒其实是人类的一种普遍情绪，关键在于你怎么去处理。实际上，嫉妒并不完全是负面的情感，轻微的嫉妒使人意识到一种压力，同时会产生一种向他人学习并超越他人的动力，可以促使人们去拼搏、去奋斗、去争取成功。我们应该将嫉妒的消极心理转为竞争的积极心理，以自己之优势胜过对方之劣势，这样才是智慧的选择。但是，如果面对嫉妒导致的焦虑和敌意，并且切实地觉得别人使自己难堪，由此而产生痛苦，甚至还会向他人发出攻击性的言行，这样长此以往，就会成为个人成长和人际交往中的障碍，严重者还会导致悲剧的发生。

嫉妒心理不会凭空出现，它是有生长的土壤的。在文艺作品中也常常会提到一个嫉妒的人到底是在嫉妒什么，而在现实中，嫉妒心理的产生主要有两个原因：人往往会因为自己的需要得不到满足而产生嫉妒心理。另外，在与他人比较来确定自身价值的过程中也容易产生嫉妒心理。如果别人所具有的价值比重开始增加，就会觉得自己的价值在下降，从而就会产生一种情绪体验。这种体验让人非常痛苦。尤其是比较对象和自己不分上下或不如自己时，这种强烈的负面情绪很容易转化为对别人的不满或嫉恨，内在的心理在行为上表现出从对立的立场上寻找对方的不足，或者是认为对方之所以成功只是由于外部原因，而不是其自身的能力。所以会通过诋毁对方达到自我心理上的暂时平衡。即使是控制自己不表现出上述行为，但是原来无拘无束的交往气氛也会因此而变得剑拔弩张。因嫉妒引起的人际关系疏远、紧张乃至冲突的事例数不胜数。

　　嫉妒是人类的毒瘤，不仅毒害自己，也影响他人，所以做出调适就是非常重要的了。首先你应该充分认识到嫉妒心理的危害性。嫉妒是社会生活的腐蚀剂，是毒药，它腐蚀人的品质、损害人的事业、形象和身心健康。一个成熟的人，必须要克服偏激、增强自信，待人力求不受个人心境、情绪的干扰。然后还要调整自我价值的确认方式。简单地与别人比较往往会导致片面的看法。有科学研究表明，自我价值确认倾向于社会标准（通过周围人、社会流行观念等），就会特别容易引发嫉妒；一个人越是以自己的思考、以自己内在的准则为参照，就越会减少嫉妒。其实，在社会上能够体现出个人价值的方面很多，而每个人的优势和劣势又不尽相同。所以说，如果单一用一个标准衡量人的价值是不准确的。在漫长的人生中，更重要的事是不断超越自己，而不是超过别人。只想着超过别人，是没有意义的事。如果正处在愤怒、兴奋或消极的状态下，能较平静、客观地面对现实，这样就可以达到克服嫉妒的目标。

　　最后，你还可以试着进行自我驱除。嫉妒实际上是一种突出自我的表现。无论你遇到的是什么事，首先考虑到的是自身的得失，因而引起一系列的不良后果。出现嫉妒心理的苗头时，应该马上进行自我约束，摆正自己的位置，努力驱除嫉妒心态，这样嫉妒也就无法找上门来。

报复心理

影视剧中经常会有"报仇"的情节,这种事情在我们的日常生活中其实不多,但是这种心理却是非常常见的。我们所谓的报复心理,在心理学上特指当人们受到强烈破坏性刺激后产生的某种与对方行为相对抗的、以牙还牙的反应性反抗心理,一种要让人付出代价的心态。

不可否认,报复心理其实是有一定的积极意义的,它往往可以变成个人或群体进步的动力,促使自己由弱小变得强大,比如以前常常提到的国恨家仇等。但无论如何,报复心理是具有破坏性的,是一种非常不健康的扭曲心理,是小肚鸡肠、道德修养差的表现。报复心理不仅会对报复对象造成这样或那样的伤害,而且还大大有害自己的心理健康,对人对己、对身对心,都没有一点好处。而且有报复心理的人,容易误解别人的意思,对别人总是怀有一种戒备和防范心理,很难与人好好相处。有时报复了别人,自己的良心也会感到非常不安,甚至自责自惩。这种人人品卑劣、行为极端、瞧不起别人,也不愿与人交往,但是同时也非常自卑。因此,这种人往往没有良好的人际关系。而没有良好的人际关系,就让这种心理愈演愈烈。

实际上,究其本质,报复心理是自卑心理的极端表现。为了维持心理平衡,当一个人无法从行动上去实现某种欲望时,便从心理上自我发泄,甚至埋怨整个社会对自己不公平,对比自己地位高的和曾经给自己带来不幸的人,怀有一种惩治的心理,把自己当成了人间的法官,有时甚至会有侮辱、诽谤、侵犯人权、违法乱纪等过激行为。严重情况下,会愤世嫉俗、玩世不恭,甚至对社会深怀敌意。这样演化下去就是非常危险的了。

这种危险不是个人的危险,严重的甚至会仇恨整个国家,那么,现实中,人们该如何克服这种害人不浅、严重的报复心理呢?

1. 要认识到报复心理和行为的危害性

作为一个实施报复者,短暂的快意之后,到头来是众叛亲离,还要整天担心遭到别人的报复,如果情节严重,也必将受到法律的严惩。被报复者,虽然得到了大家的同情和帮助,但曾经所承受的伤害却是永远的心理阴影。所以说,报复行为的最终结果只能是两败俱伤,不会出现任何一个胜利者。报复的心理是万万要不得的,它会让你的内心越来越狭隘,身心疲惫。

2. 学会换位思考

其实很多误会的发生,并不是因为有多大分歧,只是大家的观点不同而已,在生活中与他人发生矛盾冲突在所难免,这种事必须要有心理准备，不能回避，也不能"以暴抑暴"。学会换位思考，这样一来，就可以尽量减少矛盾的产生，减少报复心理对你的折磨。

3. 要学会宽容、感动与关爱

世界上没有完美的东西，有阳光就会有阴影，但是宽容、感动和关爱，是永远存在的、人类最美好的品质，我们要学会用辩证的眼光看待这个世界。不要仇视他人，去发现别人的优点，去发现别人的善良，试着从小事里学会感动。这样，你就会知道别人没有想象的那么可恶，社会也没有想象的那么黑暗。

挫折心理

在人生中，难免遇到各种实际意义上的挫折。而挫折同时又是一种情绪状态，它的定义是指人们在某种动机的推动下，为实现目标而采取行动的过程中，由于遇到无法逾越的阻碍和干扰，使个人需要不能满足，动机无法实现而产生的紧张、消极的情绪反应。挫折往往包含三个方面的含义：首先是挫折认知，也就是对挫折情境的知觉、认识和评价。其次是挫折情境，即对人们有目的、有动机的活动造成障碍或干扰的情绪状态或条件，可以由人、物或自然、社会环境构成。再次是挫折的反应，即挫折感，指个体在挫折情境下所产生的烦恼、焦虑、困惑、愤怒等负面情绪体验。这三者缺一不可，只有这样才是完整的挫折。能够明确认识什么是挫折，正面地看待挫折，对于改变人的行为、提高人的积极性非常有意义。

造成挫折心理的原因有内在和外在两种，而内在原因和外在原因也可以解释为个人的生理条件与动机的冲突。个人的生理条件指个人具有的智力、能力、容貌、身材以及生理上的缺陷或疾病所带来的种种限制；动机的冲突指个人在日常生活中，同时产生的两个或两个以上的想法，也就是动机无法同时获得满足，因为这种矛盾而产生的难以抉择的心理状态。其实在一个人经受过重大的挫折后，不论是因为外在原因还是内在原因，都会有愤怒、压抑或焦虑等情绪反应，这是很自然的，也是很难克制的。这些情绪反应往往将同时引起人们生理上的变化，如血压升高、胃液分泌减少等，长此以往，将会导致身心疾病，如高血压、胃溃疡及偏头痛等。而外在原因又可以简单地分为实质环境与社会环境。实质环境是指你的个人能力无法克服外部自然环境限制，比如天灾人祸、衰老疾病、交通不便等；而社会环境就比较复杂，是指一个人在整个社会生活中所遭受到的政治、经济、风俗习惯等人为限制，后者往往会造成非常痛苦的感受。

挫折心理其实是被逼无奈的心理，是谁也不喜欢的状态，而且克服起来也不是很容易的，需要很多办法来辅助，以下这些可以作为参考。

1. 对挫折有正确的认知

挫折反应的性质及程度，主要取决于我们对挫折的认知。挫折一方面有可能使人失望、痛苦、忧郁、不安；但是挫折还有另一方面，它将给人以教益和磨炼，使人变得更加聪明、坚强和成熟，下次再遇到问题的时候也会更加灵活，可以促进人们心理过程的发展和提高。我们对挫折的认知其实就决定了我们对待挫折的态度。摆在我们面前的挫折，到底是一次挫折还是一次磨炼，完全在于我们自己的认知。但是调整一个人长久以来的认知并不是一件容易的事，我们必须坚持不懈才能达到成功。

2. 吸收挫折中的经验

在我们的生活中，没有人有足够的情感和精力，既抗拒不可避免的事实，又能够重新创造一种新的生活。每个人只能在两个中选择一个。其实，我们并非无所选择，我们既可以抗拒挫折而把它折断，也可以在那些不可避免的暴风雨中弯下身子。就像成功学大师戴尔·卡耐基所说的："我们应该像常青树一样学习怎样去适应，怎样弯下它们的枝条，怎样适应那些不可避免的情况，去学会吸收挫折，而不是去反抗生命中的不顺。"

3. 树立起自信心，并且善于调整自己的情绪

正所谓天无绝人之路。塞翁失马焉知非福。现实生活中，不管遇到了什么样的挫折，我们都应该树立信心。一个人没有了自信，就像是灵魂没有了骨骼。只有一个人充满自信，才不会因为一时的失败而惊慌失措、一蹶不振，从而做出正确的选择。

你可以客观地对自己进行分析，了解自己的优势和劣势，接纳自己的现状，并且为自己制定一个切合实际的目标。这样就会很快摆脱挫折带给你的痛苦和迷茫，抖擞精神，重新上路。

有一位年轻的电台播音员，他刚刚在台里崭露头角的时候，突然被解雇。他当时懊恼万分，可是回家时，

他却兴高采烈地对妻子宣布:"亲爱的,这下子我有机会开创自己的事业了。"生命中最大的危机常常就是最大的转机。年轻的电台播音员一开始就有正确的心态,而他也的确开始了他个人新的事业。他自己做了一个节目,事实证明,这是一个成功的决定,终于,他成了美国家喻户晓的电视红星——亚特·林克勒特。

其实,做人就应该这样,在人生风平浪静时应保持谨慎,在大风大浪时应保持镇静。因为在人生漫长的旅途中,难以完全避免崎岖和坎坷。此时正是一个开始崭新生活的机遇。

英国史学家卡莱尔经过多年的艰辛耕耘,终于完成了法国大革命历史的全部文稿。他将这本巨著的底稿全部托付给自己最信赖的朋友米尔,请米尔提出宝贵的意见,以使文稿更臻完善。隔了几天,米尔脸色苍白、上气不接下气地跑来,万般无奈地向卡莱尔道出一个悲惨的消息:《法国大革命史》的底稿,除了少数几张散页外,已经全被他家里的女佣当作废纸,丢进火炉里化为灰烬了。卡莱尔在突如其来的打击面前异常沮丧。当初他每写完一章,便随手把原来的笔记、草稿撕得粉碎。他呕心沥血撰写的这部《法国大革命史》,竟没有留下任何可以寻回的记录。但是,卡莱尔还是重新振作起来了。他平静地说:"这一切就像我把笔记簿拿给小学老师批改时,老师对我说:'不行!孩子,你一定要写得更好些!'"于是他又买了一大沓稿纸,开始了又一次呕心沥血的写作。我们现在读到的《法国大革命史》,便是卡莱尔第二次写作的成果。

卡莱尔的精神让人感动,也让人领悟到这样一个道理:只要保持精神的镇静和坚定,不因一时的挫折而丧失斗志,以勇气、决心和乐观的心境面对突如其来的灾祸,那么一切都可以重新再来。

有人说,生活像一面镜子,当对着镜子里的人笑时,镜子里的人也对你笑。我们何不打开自己的心,用坚忍不拔的斗志去挑战生活中的种种困境,用明媚如阳光般的笑脸去面对生活,让生命泛出光彩,也让自己走向一片美好的天地呢?走过苦痛与挫折,用爱与热情去面对生活,化挫折为动力,生活依然充满着艳丽的光彩。

偏见心理

西周时期,周武王的弟弟周公旦是一位辅佐君王的奇才。武王死后,成王年幼无知,由周公旦摄政。而成王的三位叔叔——管叔、蔡叔、霍叔却企图阴谋陷害周公旦。他们散布流言,说周公旦图谋不轨。成王渐渐对周公旦产生了偏见,故意冷落周公旦,有时还故意含沙射影地针对周公旦。周公旦为避开谗言,隐居起来,不再过问政事,后来管叔、蔡叔谋反,事情败露,成王懊悔不已,亲自迎接周公旦归来。

西汉末年,王莽篡权之前,曾经极力伪装自己。他装作谦恭,礼贤下士,经常把家中的马匹、衣服和银两拿出来救济百姓,以致家中的钱财所剩无几;同时,他还常常在汉平帝面前坦言自己克己奉公,诚实待人。当他获得汉平帝的信任而大权在握时,便露出狰狞面目,专断朝政,最后篡权自立,对百姓施予暴政,成为一代暴君。

前事不忘,后事之师。从上面的两个典故里可以看出,有时候我们总是习惯带着偏见去看问题,从个人利益的角度去看问题和衡量别人。长此以往,我们看到的,就不再是真实的客观世界,而只是我们内心的投影。

一个人的心善良得如若天堂,那么在他看来,他的周边亦是天堂。一个人的心恶如地狱,那么他的周边亦是地狱。心是个住宅,心里住满了天使,则周边的人亦是天使;心里住满了魔鬼,则周边的人亦像是魔鬼。

在美国西部有这样一个城镇,老镇长经常在公路旁迎候到访的旅客。一天,一个陌生的年轻人来到这个小镇,见到老镇长,问道:"老人家,我想找个地方定居,请问这是个什么样的城镇?住在这里的都是些什么样的人?"

老镇长看着眼前的年轻人,说:"那你刚迁离的那个地方,住的又是哪一类人呢?"

年轻人答道:"噢,我真不想提起他们了。他们都是些自私自利、毫不友善的人。我跟他们住在一起,简直毫无快乐而言,所以才外迁呢。"

老镇长就对他说:"年轻的朋友啊,恐怕要让你失望了。其实这里的人和你说的没两样,你还是找别的地方居住吧!"

那个年轻人悻悻地走后,又来了另一位年轻人,他向老镇长提出了同样的问题。老镇长也依旧问了他同样的问题:"你刚迁离的地方,住的又是哪一类人呢?"

这个年轻人答道:"在我原先住的地方,人们都十分友善，积极乐观，愿意帮助别人。我在那里度过了一段非常美好的时光。我其实一点也不愿意离开那里，但父母希望我能开阔视野，日后有更大的发展空间。"

老镇长听到年轻人这样说，非常高兴，向他伸出手说："欢迎你！这里住的都是你说的那类人。你会喜欢这里的，你会在这里有一段难忘的美好时光。"

历史上有过很多智者和先贤，他们的眼睛总是雪亮的，看人、看问题都很准确。然而，生活中还有另外一群人，虽然并没有戴太阳镜或有色眼镜，看人却总是带有"颜色"，常常加入自己的主观情感成分。

从心理学角度讲，带着偏见心理来看人、看问题，就是用有色眼光看人，也就是带着固有的感情色彩，带着成见去看别人。虽然这是识人中的大忌，但用有色眼光去看人，古今中外都屡见不鲜。一般来说，关于识人方面轻视别人的例子最集中地体现在对没有出名的"小人物"的轻视上。然而，大家好像忽略了，名人不也都是从小人物里走出来的吗？下面就有关于这种情况的真实案例：

法国著名的天才数学家伽罗华17岁时把关于高次方程代数解法的文章送到法兰西科学院，却没有受到重视。20岁时，他第三次将论文寄出，审稿人波松院士看过之后的结论是："完全不可理解！"苏格兰科学家贝尔想发明电话，他将自己的想法说给一位有名的电报技师，那技师认为贝尔的想法是天大的笑话，还讥讽道："正常人的胆囊是附在肝脏上的,而你的身体却在胆囊里,少见!少见!"好在贝尔并没有相信这家伙的一派胡言,凭着高度的自信将实验坚持了下去,并最终取得了成功。

用陈旧、过时甚至是封建的眼光看人是另一种表现形式。辩证唯物主义告诉我们,世界上任何事物都是在发展变化的,没有绝对的静止。一个人最初的工作可能简单、平凡,但这并不妨碍他将来工作的重要性。没有人能够预知自己的未来,所以,看人时也不要以对方现在的状态评价他的将来。同样的道理,故友相见,也不要凭借原来的印象来评价对方,说不定对方已由当年的环卫工人成长为显赫一方的企业家了呢!这在现代社会并没有什么不可能的。再说,即使对方还是环卫工人,难道就不值得你尊敬吗?

如果总是习惯用有色眼光看人,会让我们犯下许多错误,从而影响我们正常的、良好的人际关系。而且更可怕的是,这些影响往往都是无形的,很难察觉到你对别人造成了多大的困扰,因为别人未必会直接跟你说,很可能表面与你相处融洽,但心里却埋着仇恨。这可是非常危险的。所以,我们一定要摘下这副糟糕的有色眼镜,对别人做出客观评价,这样才能避免那些尴尬与误会,创造更和谐的人际环境。这样做对我们的身心健康和未来的发展规划都有着非常积极的意义。

第二章

掌控情绪,积极应对压力

不要做逃避的蜗牛

有一只蜗牛自生下来就一直住在一棵干枯的桑树上。有一天,暖风和煦,它探出脑袋四处张望了一下,缓缓地挪向地面,慢慢挪出一节身子,懒懒地享受着日光浴。它见一群勤劳的蚂蚁们正忙碌着,成群结队匆匆忙忙地从身边跑过。见到蚂蚁们忙碌的样子,蜗牛羡慕不已,因此蜗牛扯开嗓子对蚂蚁喊道:"蚂蚁兄弟们,我很羡慕嫉妒你们啊,看看你们都能来回走动,很开心的样子!"

蚂蚁们仰起脑袋回答道:"你也可以跟我们一起来干活啊!"听到这儿,蜗牛下意识地缩了下脑袋,略微有些惊慌地说:"算了,我去不了那么远的地方。""怎么了?"蚂蚁感到很奇怪。蜗牛想了好久,吞吞吐吐道:"在外面什么都不方便,刮风下雨怎么办?酷暑难耐怎么办?"蚂蚁听后,生气地说:"好吧,你就好好躲在壳里睡大觉吧,永远别出来了!"然后,就加快脚步追大部队去了。

蜗牛不怎么在意蚂蚁的话。但是,它倒是真的想出趟远门看看外面的世界。左思右想后,蜗牛终于壮了壮胆儿,伸出了自己的另一节身子。却不巧,叶子在这时候从树上飘落,发出了微微的声响,蜗牛立刻惊慌失措,像遇见危险似的,瞬间就缩回了整个身子,躲在壳子里瑟瑟发抖。

平静了好久之后,蜗牛才慢慢地伸出脑袋,外面一如既往的宁静,什么也没有发生。只是蚂蚁们已经远去,消失在远方,再也不见踪迹。蜗牛略显失落,叹了口气:"唉!真羡慕你们啊!如果我也有那么强壮的身体,就可以和你们一起走了。"说罢,它又漫不经心地享受着它的阳光浴。

蚂蚁的远行令蜗牛羡慕不已,但蜗牛却终究不敢与其同行,因为前方各种未知的困难吓倒了它,刮风下雨怎么办,酷暑难耐怎么办……这些假想出的困难在蜗牛的脑海里盘旋着,以至于还未迈出第一步就已勇气尽失。它只好终日躲在自己的小屋中,不去想远方究竟有多远,不去理会外面世界的异彩纷呈。偶尔有了想远行的念头,也会被几片飘零的叶子吓得魂飞魄散。到最后只有目视着蚂蚁大队远远离去。

很多人都有蜗牛这样的心理,下意识地逃避困难与挫折。逃避是胆小的一种表现,从心理学上来说,它指的是因不愿面对将来可能发生的事,所以为了避免事情发生就会选择逃避等消极的方式避免冲突。这于事情、于冲突其实毫无益处,仅仅是表面似乎使问题得以暂时缓解。逃避者往往缺乏自信,觉得靠自己无力解决未知的困难,或者害怕解决困难,于是选择消极的方式去逃避困难。

其实,每天都会有很多困难找上门来,如果一味地选择逃避,那么终究将一事无成。因此我们应该克服这种不良心理。具体方法是:

(1) 遇到事情不要怯懦不前。很多习惯逃避的人不是没有能力做好事情,而是他们对困难和未知事物心存怯懦。所以,克服怯懦心理是克服逃避心理的一个重要前提。

(2) 克服懒惰的习惯。逃避者的一大通病是懒惰,懒惰会使人丧失斗志,终将一事无成。

(3) 做一个负责任的人。有了责任心才会使人勇于担当,遇到问题不逃避,才有机会做自己想做的。无论遭遇什么样的坎坷与挫折,都不要心灰意冷。在解决问题的过程中逐渐树立起自信心,就不会再有逃避困难的行为了。

愤怒是失败的开始

1809年1月,好不容易从紧张的西班牙战事中抽出身来的拿破仑匆匆回到巴黎。他的情报人员秘密告诉他:"外交大臣塔里兰秘密谋反。"拿破仑随即召集大臣们开会。拿破仑多次暗示塔里兰谋反的事,但塔里兰居然无动于衷,仿佛事不关己。看到塔里兰的表情,拿破仑难以自控,走到塔里兰身边低声道:"一些大臣好像希望我马上死掉!"塔里兰仍没有反应,只一脸无辜地望着这位领袖,拿破仑再也忍不下去了。

拿破仑对着塔里兰粗鲁地叫道:"最高的荣誉我给了你,还有享之不尽的荣华富贵我也都给你了,但你却要背叛我,你塔里兰就是一条穿着丝袜的走狗,忘恩负义。"说完他便拂袖而去。其他大臣相互看了一眼,领袖在他们面前如此失态还是头一回。塔里兰仍然不动声色,泰然自若,从容而镇定。他慢慢地站起来,缓缓转过身对大臣们说:"各位绅士朋友,我们伟大的领袖竟然如此有失风度,真让人遗憾。"

好事不出门,坏事传千里。拿破仑的失态和塔里兰的从容形成了鲜明对比，这件事在私下里像瘟疫一样传播开来，拿破仑也因为这件事威望不断降低。拿破仑因压力丧失冷静，他在众人心中的巨人形象一点点消失了，他开始走下坡路，就如塔里兰事后的预言一样："这是结束的开始。"

而塔里兰的目的正在于此，他激怒了拿破仑，引起他在众人面前的失态。让大家都知道拿破仑是一个脾气暴躁的人，领袖的礼貌与风度不再，权威便不在，拿破仑就这样渐渐地失去民心。在处理这件事情时，焦躁和愤怒只会让事情进一步恶化，最终使拿破仑的权威地位和绝对权力动摇了。

愤怒是指事情发展与自己意愿相悖时一种惰性反应。具体表现为面红耳赤、怒不可遏、沉默不语、怒目视人。起因常常是脱离实际地期许一些难以实现的愿望，而当事情相悖时，就勃然大怒。愤怒令人烦躁、抑郁，甚至对情感交流造成阻碍与破坏。控制我们的愤怒是每个成年人都必须做到的。具体方法是：

（1）说明愤怒的理由。表达出自己的情感，可以这样说："我愤怒，是因为……"。

（2）记下愤怒的过程。在日记里详细记录自己发怒时的处境，记下愤怒时的时间和原因以及地点，明确可能致使愤怒的因素。

（3）克服呆板。越是难以变通的思维方式，越容易产生愤怒。检查一下自己在哪些方面会一根筋地看问题。

（4）换个角度看问题。遇到困难时换个角度，你会发现当一扇门关闭的同时，上帝为你打开了另一扇窗。在遇到困难时，多次向自己重复声明，心往好处想，柳暗花又明。

（5）在愤怒时采取保持冷静的措施。在感到愤怒之时采取及时措施来平息，如在感到愤怒时进行深呼吸。

让浮躁的心沉下来

一个年轻人屡屡不得志,于是来到一座禅寺,寻找一位能开导他的老僧。他见到老僧后灰心丧气地说:"生活永远充满坎坷,总不能顺心如意,活着真没意义!"老僧静静听完年轻人对于人生的理解,最后吩咐小和尚送一壶温水过来招待这个年轻人。

过了一会儿,小和尚就将一壶温水送了过来,老僧拿起一个杯子,放了些茶叶,再用温水沏了杯茶,然后将杯子放在茶几上,微笑着请年轻人喝茶。杯子里的水汽微微冒着,茶叶静静地浮在水面上。年轻人难以置信地问:"您怎么用温水泡茶?"老僧只是笑了笑。年轻人恭敬地端起茶杯,细细品了一口:"怎么一点茶香都没有啊?"老僧自信地说:"这可是名茶铁观音啊。"年轻人又尝了一口,依旧摇摇头说:"我真的没尝到一丝茶香。"老僧又让小和尚烧一壶沸水送来。

一会儿,小和尚回来了,拎了一壶沸水,热气腾腾。老僧在杯中加入茶叶后加入开水。年轻人看着滚烫的沸水倒入杯子后,茶叶立刻上下浮动,缕缕清香飘溢而出。

年轻人想要拿起杯子喝茶时被老僧拦了下来，老僧又在杯中加入了一些开水。茶叶比之前翻腾得更厉害了，茶香越来越浓，溢满了整个禅房。老僧这样加了5次水后，杯子终于满了，茶叶缓缓舒展开来，顿时茶香四溢，闻之神清气爽，品之韵味悠长。

老僧笑问："施主您想，为何同是名茶铁观音，味道却迥然不同呢？"年轻人想想后回答道："水不一样，温水和沸水泡出的茶完全不一样。"老僧微笑着点点头："水温不同，茶叶的沉浮程度就不同。温水沏的茶，茶叶难以舒展开，只是浮于水面，怎会幽香满怀？而换之以沸水，多次加入使茶叶沉沉浮浮释放出四季的韵味：春之清雅、夏之炽烈、秋之内蕴、冬之清冽同聚于此。世间万象和沏茶的道理大抵一样。"

是啊，水温不足，再好的茶叶也沏不出清幽之香味，这就像人一样，就算有能力，但如果内心浮躁的话，也会一事无成。浮躁即轻浮，不踏实，朝三暮四，心不静，忧虑感强烈，不思进取、无所事事却幻想不劳而获。浮躁在心理学上来说是一种病态的表现，有如下特点：

（1）心绪不安。无法适应急剧变化，因没有把握而对未知充满担心，缺乏自信心，对前途忧虑不安。

（2）容易焦虑。不踏实，急功近利，总想一步登天。在竞争时，更容易表现出焦虑的情绪。

（3）随波逐流。心绪不宁，意气用事，行动没有目的性。缺少独立思考，容易产生随波逐流的现象，不知道自己想要什么。

浮躁是阻碍成功的重要因素,只有不断加强自身修养,才能克服浮躁,具体应这样做:

(1)要有脚踏实地的态度。脚踏实地就是"踏踏实实,实事求是",是改变浮躁的基础。

(2)勤于思考不要随波逐流。以现实为基础仔细斟酌,不盲从。设定一个合理的目标,开动头脑朝着自己的目标努力。

(3)在竞争时做到知己知彼。竞争并非有百害而无一利,比较能使人更清楚地认识自我,但是要注意比较是否合适,即"知己知彼",对彼此都有清晰、客观的了解而后才知其可比性。例如,两人的背景、条件、能力、努力、投入等是否相当,否则就缺少了比较的价值,得出的结论也就是不合理不科学的。有了这个前提,心理失衡现象就大大消减了,焦虑和心绪不宁的现象也便不复存在了。

如何摆脱厌倦情绪

有一位青年,因爱情与事业屡遭坎坷而对生活失去信心,甚至想要放弃生活。某一天,他独自走向一座寺庙后面的一个悬崖上,打算结束自己的一生时,一只手拉住了他。回过头来,他发现是寺庙的老方丈。青年对老方丈说,生命对他已毫无意义,他已经"看破红尘",了无牵挂了,只想结束这让人苦恼的生活。

老方丈笑笑说:"生命是无辜的,切勿轻易轻生啊,你并不是一无所有,你看看手背上有什么。"青年抬起手看了看,不解道:"没看到有什么啊!""上面不是有眼泪吗?"老方丈语重心长地说。

青年眨了眨眼,串串热泪再次滴落。老方丈又说:"你再看看手心上有什么。"青年张开手掌,看了一阵。可他觉得什么也没有,困惑地说:"除了手心没看到什么!"老方丈又微微一笑说:"上面不是充满了阳光吗?"青年一愣,随即脸上慢慢露出了笑容。老方丈继续说道:"你抬头看看还有什么。"这回青年恍然大悟了,未等方丈开口便开心地喊道:"有蓝天,还有这广阔的蓝天!"

老方丈笑着对青年说:"事实上,除了这些,你还有一个聪明的头脑和一个健康的身体以及成熟的心等很多你想不到的东西。"

青年之所以轻生是因为对生活的厌倦。厌倦的情绪对我们的生活影响很大,每个人可能都遇到过。厌倦严重影响了我们的生活质量,阻碍我们充满阳光的幸福生活。下面几点建议可以帮助你告别厌倦:

(1) 树立一个合理的目标。俗话说:一口吃不成胖子。不要总是妄图实现宏大目标,一步登天。要脚踏实地,一步一个脚印。

(2) 微笑待人。倘若你带着厌烦与人交往,他人也不会给你好脸色。试着向他人微笑,用积极的态度对待生活中的事物,你将会收获意外的善意回报。

(3) 热情对待别人。热情给人以活力,热情能让人心情愉悦,对自己的工作和周围的人会产生更多的热爱。

(4) 培养爱好。除了学习和工作,生活中还有很多美好的事情。多做自己喜欢做的,认真对待自己的爱好,这对改善情绪、净化心灵大有裨益。

告别焦虑,扫除心智阴霾

焦虑是一种莫名其妙、难以名状却令人焦灼不安的紧张状态。适度的焦虑能使人提高警惕,充分调动身体和心里的潜在能量。但过度的焦虑会让你无法专心处理当前的问题,甚至连日常生活都会受到不良影响。

生活中的焦虑形形色色,不可胜数。它们就像病毒一样寄存在我们体内,随时可能会影响我们的情绪,进而影响我们的生活。因此,我们要努力拒绝焦虑,找回快乐的生活。下面就给你一个能帮助你勇敢面对焦虑的方法:

1. 评估

我害怕的究竟是什么(或者是什么让我焦虑)?为什么这些会让我感到害怕(或者是为什么我会焦虑)?尽可能直截了当、具体地思考或挖掘这些问题,最好将问题清清楚楚地写在纸上,这样思路才会清晰,不能仅用头脑想。

2. 理解

就算最担心的事情发生了,或者情况恶化、演变到出乎意料的坏，这些事情真的有那么恐怖吗？这样的遭遇是不是别人也有过？他们是不是因此就再也没有翻身的机会了？

假如这样的事情真的发生了，我就真的没有活下去的勇气了吗？上述两大步骤对于消除焦虑至关重要，因为在我们能清楚地认识到最坏后果的时候，才能从容地想办法处理这个问题。俗语说："人死也就这样，砍头也只是留个碗大的疤痕，20年之后仍然是一条好汉。"还有什么比死更恐怖呢？人应该有破釜沉舟的勇气，把一切都看透，才能安得下心来，只有毫无杂念的人才会有自信。

3. 再次评估现在的情况

冷静思考、认真分析后，看看真正的问题是什么？（例如是什么原因让你担心高考失败？可能英语很差，所以担心影响高考总成绩。）这件事是因什么而起的？（英语为什么不好？是单词量不够？是听力、阅读不好？还是语法、写作不好？）我们要怎么处理这些问题呢？（每天背单词、请家教补习、多听英语新闻……）哪种办法对我最有效？（找辅导老师。）从什么时候开始行动？（现在就开始。）

4. 方法的有效度评估

主要是为了了解此方法的实际效果，若没有效果，马上想新的办法。

勇气帮你跨越恐惧的障碍

恐惧会给人造成精力的消耗和创造力的损害。心存恐惧的人是不能让自己的才能得到充分发挥的，带着恐惧永远无法做到最好。如果碰到了困难，他就会因此而惶恐，不知所措。一切伟大奇迹的诞生离不开勇气。不管你做什么，首先要有勇气。不管身处何时何地，务必要带着勇气全力以赴。

在美国 19 世纪 50 年代的一天，黑人家里的母亲派自己 10 岁的孩子到磨坊去向种植园主索要 50 美分。园主停下手上的工作，看着那黑人小女孩怯懦地站在远处，好像有事相求，就上前问道："有什么事情吗？"黑人小女孩小心翼翼地回答说："我妈妈要我来要 50 美分。"园主变了脸色，充满怒气地斥责小女孩："我不会给你的！在我动用武力之前快滚开。"说完去继续自己的工作。

过了一会儿，他发现小女孩还站在那里，目不转睛地盯着他，他便拿起一块木板吓唬道："再不滚开我就用这块木板给你点颜色看看。趁我现在还没有……"话音还没落下，那黑人小女孩突然一个箭步到他的面前，瞪大了眼睛,大声吼道:"给我妈妈拿50美分!"

　　园主慢慢放下手上的木板,给了黑人小女孩50美分。她拿着钱飞快地跑开了。只留下园主傻傻地站在那儿回顾这奇怪的经历——一个黑人小女孩竟然如此坦然自如地面对自己,并且让自己茫然失措,而在她之前,整个种植园里的黑人们是想都不敢想的。

　　面对生活中的困境,自己必须抬起头来进行反抗,正是勇气的力量,使身单力薄的小女孩选择了抗争。我们只能在还能避免问题前恐惧;一旦事情已经发生了,就应沉下心来勇敢面对它们。

　　一句谚语说过:"天生拥有财富不如天生拥有好运珍贵。"这可能有道理,但是,如果生来就拥有勇气又何尝不是一件美事呢?财富可能用完,好运也不是常在,而勇气则会陪伴你左右,不离不弃。勇气之所在,成功之所在;勇气之所在,生命之所在。只有拥有勇气,我们才能更好地面对生活。

第三章

用心去爱：解决爱情中的心理困惑

男女不同的爱情观

男人和女人的差异表现在各个方面,这些差异在不同程度上影响着两性关系的发展,而其中爱情观对男女关系发展的影响至关重要。在现实生活中,男女爱情观的不同,阻碍甚至终结了无数男人和女人的情感关系。下面是一些男女在爱情观上的差异:

1. 情感目的和对婚姻的态度不同

男人和女人在情感中所要得到的东西不同。男人不太关注感性,他的大多数行为,要么出自雄性的本能,要么基于理性的思考,对待感情也不例外。一个正常的男人,首先想的是征服而不是爱:一是征服女人(即性与调情),二是征服世界(即征服同类、成就事业)。男人一旦在身心上彻底征服女人,往往意味着结束,而对女人来说,一切才刚刚开始。对于女人而言,如果想发展一段关系,她迫切地需要感知自己能从这段感情中得到什么。女人与生俱来的不安全感,使她必须得到男人的保证:随着他们逐渐地接触、了解,男人越来越爱她;和他生活在一起,无论发生什么样的变化,他的感情都不会有所改变。只有当这种确信建立之后，女人才能真正放心地与男人在一起。

女人对婚姻的理解是"永恒的爱情"，而对男人来说，婚姻意味着"永恒的责任"。女人一旦有了家庭，很容易把自己的全部身心都投入进去，并且任劳任怨。她从美满和睦的家庭气氛中，体会到满足与惬意，并随着家庭的不幸而沮丧，家庭就是她的整个世界，她的人生舞台。她在家中操持家务，生儿育女，协助男人，并以此实现自己的价值，体验成功和归属感。但对男人而言，情况却不是这样，甚至可以说，家庭和婚姻只是他达到自己理想的一个"工具"。实际上，他的所有行为都只是为了达到自己的理想，从而满足自己的需要。

2. 情感强度不同

一般来说，男人的情感大多强烈而短暂，而女人则恰好相反。男人的爱恨都如火如荼，有时像一匹野马般不可遏制；女人的爱恨则持久而稳定，很难改变。当然，女人的情感有时也非常激烈，可能表现得很夸张，但这并不是深刻的，比如，她夸张的哭笑，并不意味着产生了强烈的情感反应。

3. 情感细腻度不同

男人的情感是粗线条的，而女人的情感则较为细腻，这也是为什么女人比较敏感的原因。男人可能并不关注细微的利益关系，因为他只在意那些较大的事情，这使得他比较容易容忍他人的缺点和错误，但也不会从细微方面关心、体贴他人。相比之下，女人则恰恰相反。男人对较大的价值关系及其变动的反应比较敏感,并且有较高的预见性和准确性,而女人则擅长对较小的价值关系及其变动产生反应。

4. 情感层次性不同

一般来说,女人比较注重眼前的、局部的价值,而不考虑长远的情感发展。在某种程度上,她往往根据男人的表现判断感情;而男人的情感则较为宏大而深厚,他们更关心长远的、整体的、高层次的利益,他们的情感目标和价值追求较为远大。很显然,尽管女人在细节上的处理很受男人的欢迎,但如果女人能够较多地具有以上所述这些方面的能力和素质,就将更具吸引力。

5. 情感独立性不同

女人的情感很容易受他人或环境的影响。比如,当感情遇到问题时,女人容易受他人的暗示、感染和诱惑,容易受道德规范、伦理观念、传统思维习惯的约束。相反,男人则相对比较独立,受他人或环境的影响不像女人那么大,比较有主见。

6. 情感理智性不同

女人较为感性,她可能完全依照自己的本能、发自内心地感受判断一个男人。而为了得到自己的感情,她也许会完全无视客观条件的存在,摒弃逻辑思维,愿意付出自己的时间、精力、金钱,甚至生命。虽然她也明白这样做没有任何好处,但她仍然会在情感的驱动下,心甘情愿地做下去;而男人多半不会这么"一意孤行"。男人是理智型的动物，即使当初被女人所吸引，自己也非常爱她，但和女人在一起的时候，男人总是忍不住进行理智的思考。只有在充分论证和客观比较后，他才会心甘情愿地付出、投入。一旦理智告诉他这样做没有任何好处时，他就会毫不犹豫地停下来。尽管他偶尔会有点感情冲动，但在绝大部分时间里，理智主宰他的意志活动。在处理那些价值关系复杂而事实关系简单的事务时，女人往往得心应手；若那些事务是价值关系简单而事实关系复杂时，女人则无从下手。与此相反的是，男人总是能轻而易举地获得社会财富，但在盘根错节的人情关系和利益纠纷面前，他常常手足无措并充满厌烦。

男女之间情感观的差异如此巨大，难怪会产生各种问题。但实际上，如果我们从另一个角度看，就会发现，男女之间的差异应是一种互补，而不仅仅是相互排斥的理由。在某种程度上，差异组合意味着包容对方的缺点。

循序渐进的告白最有效

现代社会，男人主动向女人表达爱意的方式有很多，其中不乏创意十足的方式。相对来说，女人向男人表白却并不常见，有些女人从没有过表白的经历。因为各种各样的原因，女人总是羞于表达自己对对方的爱意；纵然她把爱意表达出来，往往由于她表白的方式和男人不同，男人们在收到这样的信息时，常常无法准确破译。

在感情发展到一定"高度"的情况下，至少有一方得准备"起跳"。但是，这个率先起跳的人必须冒着某种风险告诉对方，他对对方有怎样的感受，为了你们的未来，他期待对方可以做什么事。每个人都希望自己并不是单恋，并且希望能够与爱人相伴走入婚姻的殿堂。然而，人们在表白之前，总会由于担心自己受到伤害而感到害怕，所以不敢表白。如果女人不希望自己在恋爱阶段时时处于被动地位，那么，可以试着更加主动一点，首先告白不失为一种选择。

当你决定对他告白的时候，结果怎样是不得而知的。对方在听到你的肺腑之言后，可能会出现你不希望看到的结果：他的感觉和你不同；为了不伤害你的感情，他对你撒了谎；

或者，他不接受也不反对你的表白，让你无法捉摸。总之，一切都是不确定的，作为一个首先"起跳"的人，你必须接受这样一种理所当然的不确定的情形，这是很正常的。你们的感情无论是成功跨上更高的台阶，还是从此跳进深渊，都并非坏事，毕竟这一天迟早都要到来。把你们的感情摆到桌面上来，你们就能根据情况采取措施，假如你们发现感情中途出现了意外，也可以借此有所改变。

无论如何，你得到的消息都对你至关重要，那就是你与对方情感关系的真相。不论男人还是女人，都倾向于自我欺骗或彼此欺骗。我们总是对自己的感情过于乐观，认为它不存在任何问题，直到真相大白的那一天，才意识到自己当初完全是一种错觉。事实上，只有把各自的感觉表达出来，才能够认清真相。当我们围绕着真实的感觉展开一场严肃的对话时，不管我们在言语上如何伪装，我们的表情和神态都会暴露一切，所以真相可以被发现。比如，假如你向男人表白，对方却一直支支吾吾，闪烁其词，你一定已经猜到你对他并不那么重要。尽管你未必能够从他那儿得到你理想中的回应，但还是要知道他对你的感觉，这就是你必须向他告白的原因所在。

在明白了告白的目的之后，接下来就是学习告白的方式了。要想让你的告白起到应有的效果，你就应该表现得聪明一点，理性一点。除非你已经做好了心理准备，否则不要轻易抛出你真实的想法。一旦你确定这一点之后，就要横下心来准备孤注一掷了。当你告白的时候，你完全没有必要过分矫情，也不必夸大其词。同时，不要表现出过于热烈的情绪。

否则，你的这些举动就将让缺少准备的他感到震惊和恐惧。最好用循序渐进的方法，把信息一点点地透露给他，看看他有什么反应。

第一步：跟他说他讨你喜欢，你很喜欢和他在一起。你这么说并不是说你爱他，但是却告诉他你很有可能爱上他，让他有动力和空间自己表现。

第二步：告诉他，你很在乎他。在任何时候，都要尽可能地顾及到他的感受。如果他不能感受到这一点，就直接用语言对他说明。

第三步：告诉他，你真的很喜欢他。你在说出这句话之前，一定要确保你们能够坦然接受对方说出这句话。

第四步：看着他的眼睛，询问他的感受。认真地听他的答案，并且注意他的肢体语言，从他的言行举止中，了解他真正的感受是什么。

很多人喜欢像偶像电视剧中的女主人公一样，冲进他的房间，把答案直接告诉他，说他是自己的一切，之后看他的回答是什么。但是在现实生活中，这种直接的方法，可能使对方因为没有心理准备而一时手足无措。实际上，在告白的时候，你应细致表达你的感受。比如，在进行第一步的时候，你可以列举出你因为他而心情兴奋的事，并且附加解释，为什么自己在别人身上始终找不到这种感觉等。

女人不能要求男人太多

与独立性较强的女人相比,那些依赖性较强、小鸟依人型的女人一定能够得到幸福的情感吗?当然不是。作为女人,如果她这么做,就陷入另一种极端了。

有些女人认识到不能过分渴求和依赖男人,否则最后一定会失去他。因为如果她过分依赖男人,就很容易觉得自己所需要的远比男人所能提供得多。一旦有了这种意识,她就会产生负面情绪,埋怨男人不懂她的心思。如果这种情绪长久地累积下去,当积累到一定程度的时候,必然爆发,并在言行举止、态度神情等方面表现出来。那时候,她的所有行为都传达出这样的信息:女人不但不欣赏他、感激他的付出,恰恰相反,女人认为他所做的事情远远不够,远远低于她的需求。当然,她的这些看起来并不那么友好的言行举止,实际上并不是因为她需要的东西太多,而是她缺少对男人的赏识,从而让她看起来像一个贪得无厌、永不知足的女人。

实际上,有一些小技巧,使女人完全可以既表示出对男人的需要,又不致显得过于渴求。这种方法是在男女交往时,女人应该和男人保持若即若离的关系:从不掩饰自己对男人的需要，但也不束缚男人。其实，当一个女人需要男人时，并不意味着必须从对方那里得到多么多的东西，她只要按照内心的愿望，接受男人能够提供给自己的东西，然后对这种付出表示感激，就足够了。

　　在这个过程中，女人逐渐培养出自信、接受和积极回应的态度，这将促使男女关系发展得极为自然而顺利，而不致受到更多不利因素的困扰。过分依赖和要求男人，只会消磨女人的独立性，扼杀男女之间良性发展的情感。在那些单身的女人身上，自信则表现为她不排斥与男人的接触交往，她至今仍然单身的原因，只不过是那些最适合自己的另一半尚未出现而已。但是，这并不阻碍她的自信与美好。唯有如此，她在男人眼中才最具有吸引力。

如何判断对方是不是合适的人选

在共同生活了数年后，突然发现彼此并不是合适的人选，这将导致婚姻走向失败。至于当时你为什么会选择不合适的人，可能是你一开始不够重视这一问题，也就是你不清楚你要找的人是什么样的。

尽管大多数男人是认真负责的，但是没有人敢担保你所遇到的这个也是。而且，富有理性的男人，比女人更擅长伪装。不管是什么原因，在没有找到那个最适合你的人之前，找错人是很正常的。成功与失败的差别，就在于你是否能够从错误中吸取教训。而为了寻找一个心灵契合、相互适合的知心伴侣，或者判断眼前的男女是否适合自己，你需要运用你所有的经验和知识进行谨慎、仔细的判断。

判断对方是不是你合适的人选，很大程度上取决于你心灵发自本能的判断，另外还存在一些可供参考的"标准"。

无论是处于恋爱阶段，还是已经处于婚姻阶段，你都应该想清楚以下问题：你要仔细想清楚自己是什么样的人，应该找个什么样的人。如果不清楚这些问题，单凭感情的冲动而相互结合，就会有很大风险，过分迷信爱情力量的人，多数无法应付那些注定要到来的挑战。

当然,由于男女差异的存在,即使是一个合适的人,也只是指某些方面,不可能是全方位的合适。因此,要明白,哪些是自己看重的"最主要的方面"。你喜欢不喜欢、接受不接受他的某些本质特性的前提是你首先要了解他。另外,对于那些自己认为次要的、不太合适的方面,以后如何磨合,要有一定的思想准备,最要紧的是一定的理解和宽容,当然,这些不适是否真的不会影响你们的感情,也同样值得思考,而前提仍然是需要尽可能地了解对方。

尽管决定结婚之前,我们可以在某种程度上了解对方,但是,这些属于个人内在的本质特征,多半只有在结婚数年、相处很长时间之后,才能真正了解。你将面对的是一个长久相处的婚姻,至少你要想清楚你所喜欢和接受的东西。外在的、感觉的东西,往往是缥缈、易变和难以捉摸的,谁也不能准确地预测未来。而内在的、本质的东西,一般是比较固定的、难变的,这也是保持婚姻持久最重要的因素。

婚姻是一件很严肃的事,你不是在找一个可有可无的朋友,而是希望找到唯一的终身伴侣,所以,大家要充分了解对方,尤其是内在的、本质方面的,如家庭教育、成长环境和过程、性格、爱好、生活习惯、人生观和生活态度,等等。这些因素对两人的相处和婚姻尤为重要。

要了解一个人的内在和本质,需要有效地进行沟通。假如两人没有深入的沟通,别说你跟他相处一段时间都不敢说了解他,就算你跟他长期见面接触,甚至已经结婚很长一段时间,也不一定了解他。

甄别两个人是否合适，需要花费很多精力和时间。通常，我们从外到内地了解一个人，要花很多时间才能达到目的，因此，女人一定要理智，不要在还不了解对方的情况下，就一头扎进对方的怀抱，毫无保留、心甘情愿地付出。要当心，在此时所作出的选择如果是错误的，那么，将直接导致女人的不幸福，而到那时候，即使她后悔不迭，一切也都晚了。越快弄清楚这个问题，对女人的益处越大。如果此时，对方身上已没有吸引自己的东西了，并且越来越发觉对方不是自己心目中想要的人，那么，就不要再在这段感情上纠缠，应该尽快放弃。两个人在一起生活不仅需要有爱，还需要两个人是彼此合适的人。

如何成功走出失恋的阴影

无论是自己主动提出分手还是被"甩"了,都没有人在失恋后感到高兴。尽管你的好友会在第一时间内恭喜你获得自由,恭喜你可以再次等待爱情,但是在相当长的一段时间里,你还是常常想起这段爱情,并且情绪低落。你需要成功度过这个危险时期,走出失恋的阴影,以免它给你的人生带来过多的负面影响。

你必须认识到,你并不是因为不好而被人嫌弃,因为你放弃或者放弃你的那个人,此时也正在承受着和你一样的痛苦。你需要静下心来好好疗伤。时间是治疗伤痛的良药,你需要较长的一段时间,需要经历这个过程。一段感情结束,伤心是难免的。一个大致的规律是:如果在三个月之后分手,那么,你至少需要一个月的时间来恢复。

让自己变得忙碌起来,暂时分散你的注意力。一些人喜欢让自己喝得烂醉,或者听一些忧伤的音乐,其实,这样做不但不会使自己的心情变好,反而会让情况变得更加糟糕。问题就在于他们没有选择正确的事情做。不要放纵自己的情绪,如果有时间,可以每个星期都花五天的时间去健身,尽管你以前可能觉得这样做很可笑。另外,每天花一些时间运动,这样能加速你的血液流动,让你头脑清醒,自我感觉良好,远离消极情绪。从事体力活动是一项简单易行的工作,但却往往是治疗心灵创伤的良药,能够让你的心灵更加平静。

你要尝试彻底清除能勾起你回忆的任何东西。首先从他的东西下手:他的电话号码、电子邮箱地址、电子邮件,总之,把所有与他有关的东西统统都删掉、扔掉、埋掉……如果觉得这样做仍然阻止不了你对过去的回忆,那么就想吧。如果你仍然无法摆脱一些悲伤沉重的情绪,那么,就把所有的心情和想法都写出来,不管是写成日记还是一封信,或者一篇忧伤的散文。这些方法,可以把你脑海中积累的情绪发泄出来,还你的大脑一片轻松、自由。当然,最后不要忘记把你写的东西扔掉或烧掉。

多做家务劳动也是不错的办法,接着就是做好你的本职工作,一项一项地完成你的任务,这能帮你排遣精神上的压力。实际上,无论是家务还是自己的任务,都得专心进行,经过一段时间以后,你会意识到自己的改变。直到某一天,当你醒来睁开眼时,第一件想到的事情已经与他无关了,而且自我感觉良好,这说明你已经差不多成功了。

如果你已经成功地做到了上面的这些步骤,那么,下一步就需要进入你的内心世界。当然,每一个经历过失败,包括恋爱失败的人,都会因为挫折而怀疑自己,甚至留下一种对于此类事情的阴影,正如同谚语里面讲的,"一朝被蛇咬,十年怕井绳"。此时,你的朋友很可能会为你介绍另外一些约会对象,尽管你也希望开始下一段感情,但是你却会产生一种奇特的感受——不但担心，而且对这类事情感到厌恶。这是一种心灵的感受。你会问自己：我为什么还要把自己陷进去呢？难道我还要为男人再伤一次心吗？

然而，我们的答案非常简单，那就是：爱情是人的必需品，你多么希望能够拥有爱情！事实上，之前的那一次失败，已经使你更加接近真正的爱情了。前面所说的那些行为，只不过暂时地让你以为自己不需要爱情而已。如果你并不希望这一次的感情不顺，影响到你整个人生的幸福，那么，你必须客观地认识到这一点，并勇敢地走出失恋的阴影。你也许有必要感谢那个让你体会到失败感的男人，因为他让你增加了经验，使你更有可能遇见真正可以托付一生的另一半。在和真正的"白马王子"的交往中，你所有失败的经历都会为你提供帮助。

人生是瞬息万变的，你的爱情也是如此。我们总是在错误的时间遇到错误的人，但是如果没有这些失败，或因为不想再次失败而止步不前，我们就没有机会拥有真正的爱情和幸福。因此，不必再为你的失败而顾影自怜了，挺胸抬头，勇敢前行，寻找真正的爱情吧！

第四章

换位思考：应对婚姻中的心理问题

换位思考能避免夫妻争吵升级

争吵对于夫妻来说是正常的事，如果争吵的目的只是为了表明自己的看法，引起对方的重视，那么，就无须避免这样的争吵，偶尔的争吵反倒能拉近彼此之间的距离，为平淡的生活增添情趣。但一些夫妻的争吵好像并不属于这种情况，他们的争吵火药味十足，无益于解决问题，还伤害了彼此的感情，有些夫妻甚至因此而分道扬镳。可能争吵的原因很小，但吵着吵着就升级到了人身攻击，到后来双方越来越激动，话也越说越难听，自然就互相伤害了。

导致夫妻间发生争吵的都是一些鸡毛蒜皮的小事。如果真出了什么大是大非的问题和矛盾，反而没有必要争吵。既然都是小事，夫妻二人商量着将其解决不就行了，又怎么会升级为惊天动地的"战争"呢？这是因为夫妻双方不是就问题本身与对方探讨解决的办法，而是以自己的思维方式与对方争论，男人和女人的思维模式本来就不同，两个人说的不是一回事，分歧自然而然就产生了。

如果细心留意夫妻之间的争吵过程，就会发现一个共同特点：刚开始二人的争论还是围绕问题进行的，但后来就几乎与问题无关，甚至引出了其他问题。而且，当争论的焦点脱离原始的问题之后，双方的情绪波动较大，争吵也更加激烈了。这就是说，导致夫妻间争吵升级的并不是最原始的问题，而是其他无关的问题。事实上，由原始问题引出的问题，一般都是男人和女人本身的问题，也就是说，真正伤害彼此感情的是彼此之间的人身攻击。

男人喜欢讲究事实，出现问题时，他们往往从问题本身出发探讨问题的解决办法。不过，女人更喜欢倾诉感受，她们注重的是情感的交流。男人注重解决问题，所以，他们常常忽略女人的感受；而女人一旦觉得得不到男人的重视，就会认为男人对自己不够关心和爱护，于是，她们开始攻击男人。这肯定会引起男人的反抗，让男人觉得女人本身就是个问题，从而开始以牙还牙。一场普通的争论，就这样演化成了一场夫妻之间的战争！

女人提高嗓门，是想让男人重视自己的观点和看法；男人忽视女人的感受，是因为他们正在积极地寻求解决问题的办法，想给女人提供帮助。当男人迫不及待地为女人提供各种建议时，女人却觉得男人根本没听自己说话，他们竟然可以全然不顾自己的感受，自顾自地阐述他们的观点，这是最让女人生气的。同样，女人夸张的表达方式也令男人困扰。男人觉得女人把事情想得太过严重，而且也不愿意接受他们的支持和帮助，他们有时甚至觉得女人无理取闹，不可理喻。

其实，男人不是不关心女人，只是他们解决问题的本能，促使他们将注意力全都放在了寻求问题的解决方法上，以致无暇顾及女人的感受；女人也不是不愿意接受男人的支持和帮助，只是不满男人对她们的忽视，她们必须将自己的真实感受告诉男人，让男人更加重视自己。男人越急于解决问题，就越不知道女人在说什么，越听不进女人的话，从而就越让女人感到自己被忽视；女人越觉得自己被忽视，就越想倾诉自己的感受，而这又更加引起男人的烦恼。如此下去，形成了恶性循环，导致争吵不断升级。

如果男人和女人能为彼此多考虑考虑，那么，争吵就不会愈演愈烈了。如何防止争吵升级呢？男人应该多倾听女人的想法和感受，在发表意见或评论的时候顾及女人的感受，不要伤害女人；女人则应该控制住自己，不能长篇大论地发表自己的感受，也不要对男人的想法和做法横加指责。

男人应该学会配合女人重视细节

男人通常很诧异，为什么女人能够记住他哪天没有按时回家，哪天没有帮她倒垃圾，甚至哪天睡觉前没说晚安。一个男人可能会忘记女朋友哪天过生日，或者在她面前不小心叫了前女友的名字，或者犯一些日常小错误，对于这些无意的伤害，女人通常不会善罢甘休，而会念念不忘。一旦男人和女人吵架，女人就会把这些陈年琐事一一道来，埋怨男人对自己关心不够。而男人则毫无招架之力，因为他们已经把这些事抛到九霄云外了。

女人不仅记得男人做过的让她们不满意的事，而且记得男人做过哪些让她们满意的事，比如，去年情人节送的玫瑰花里夹着一张卡片，上面写着"爱你到永远"。或者，几个月前她感冒的时候，男人给她倒了杯热水，逼着她把药喝了。但男人却不记得这些细节。

如果男人给她某种支持或关心，她就会为他所做的加上相应的分数，比如，一个拥抱加1分，一次亲吻加1分，送一次花加1分。如果男人做的事令她不满意，她就会扣掉相应的分值，比如，不听她说话扣1分，喝醉酒扣1分。具体到每个女人如何实行加分和减分制度，就只有她一个人清楚了。

男人也会对自己的行为作出评价，但是他们和女人的评分标准不同。如果他们做了一件很重要的事情，就会给自己打满分。比如，为家里挣了一大笔钱，或者带全家外出度假。当一次性付出很多之后，男人就会认为自己应当适当休息一下，从而减少自己的付出。但这种评分方法在女人那里并不适用，对于女人来说，无论事情大小，只要是出于爱的礼物，分值都是相同的。因此，相对于男人来说，她们更加关注小事。如果男人出于爱心做了很多小事，在女人那里就可以得到很多积分。这不取决于男人做了什么，而取决于做了多少。男人只有不断地为女人做各种小事，才能使女人打开心灵之门。

对女人来说，男人的行为有三点非常重要，只有做到这三点，男人才能得到最基本的 3 分。第一，上班挣钱；第二，按时回家；第三，对女人忠诚。如果男人做不到这三点，就不可能得到其他的分数。

也许男人花了很大力气做了一件非常有意义的事情，但女人却仍然抱怨，觉得他没有做到位。比如，男人带女人去旅游，对男人来说，这件事可以赢得 100 分，但是女人只给他 1 分。女人可能会抱怨他们相处的时间太少，长此以往，男人会觉得女人太多事，认为无论自己多么努力，都不能满足女人的需要。其实，是他没有理解女人的心思，女人并不是希望每星期都外出旅行，她只是希望男人在小事上对自己多一些关心和帮助。男人与其每隔几个月给女人送上一大束玫瑰花，还不如每隔几天给女人送上一支玫瑰花。然而，大多数男人都忽略为女人做小事，也难怪女人会抱怨他。

男人如果关注到细节，做一件事便可以得到好几项加分。比如，男人进房间之后感觉有点热，想开空调，他考虑到妻子的感受，首先询问妻子："你是不是有点热，需要我打开空调吗？"这样一句关心的问候，就可以获得三次加分。首先，未经请求主动提出帮助她，可以得到一次加分；其次，关注她并考虑她的需求，可以得到一次加分；最后，主动拿起遥控把空调打开，又得到额外一分。

如果男人想安排一次长途旅行或者筹备一次度假，当然可以获得加分，但是如果能注意准备的细节，就可以获得更多加分。比如，他可以和妻子一起设想这次旅行有多么美妙，在正式出发之前，可以和妻子一起购买旅行需要的物品。这些细节，都可以让女人感受到男人在关爱自己，都可以给男人加分。女人会为这次度假欢欣鼓舞，她们会对朋友讲述这件事，每次说的时候都给男人加1分。

男人回家的时候要主动给女人一个拥抱，这个小小的举动也会给男人加分。如果女人下班回家比较晚，男人应该放下手中的事情到门口迎接她，给她一个亲密的拥抱。这样做可以赢得3分：拥抱可以获得1分；主动迎接她可以获得1分；放下手中的工作，把妻子的需要放在第一位，又能得到1分。

女人重视细节，男人要想给女人留下好印象，其实并不难。遵循"女士优先"的原则，对女人表示尊重、关心和体贴，给女人带来更多的便利，就可以得到很多加分。主动为女人开门可以获得加分，和女人一起在街上走的时候主动站在靠近车的一侧,让女人远离车流也可以获得加分;当女人遇到困难的时候主动伸出援手,比如,帮女人搬重物,拿行李,修理下水管道、电灯、电脑,驾驶汽车等,都可以获得加分。如果男人能够在白天给妻子打电话询问她的工作情况,也能得到非常高的分数,因为她会觉得你不但关注她的生活,还关心她的工作。男人帮女人缓解生活压力,可以使女人体验到被爱、被关心的感觉。

男人只要多做小事就可以从女人那里获得更多的加分。如果女人抱怨自己有太多的事情要做,男人不必帮女人做所有的事,只要多做几件小事,就可以让女人感到欣慰和满足。

安慰和承诺在伴侣间的重要性

我们总是过于盲目自信和自负，以为伴侣一定知道我们不仅关心他（她），而且感谢他（她）的付出。显然，这种想法错误并且幼稚。正如在干旱炎热的季节植物需要额外补充水分一样，在困难时期和压力时期，伴侣也需要额外的安慰、承诺和温情，因为在这种状态下，女人需要确认她在男人心目中的分量，而男人也需要确认自己就是伴侣心目中的好男人。

企图说服伴侣接受我们的观点，一场争论就可能转化为对抗。造成这种结果的原因，是因为我们忽视了一个事实，即对方的想法和看法需要得到我们的倾听和尊重。

男人通常渴望尽快解决问题，女人却可能因此而错误地认为，对方没有仔细聆听她的意见和想法。而女人的问题在于，她总是过多地讲述自己的感受，而不是开门见山地直接向男人请求支持和帮助，让他们提供一个解决方案，并由此获得理想的解决办法。

要想最大限度地减少矛盾与冲突的产生，我们就应当花更多的时间与伴侣沟通，向对方传达这样的信息：我们理解他（她）的想法，知道他（她）的观点很重要，很有价值。女人需要感觉到伴侣能够理解并且支持她所说的话，男人则需要感觉到伴侣不仅认可而且重视他的意见和看法。

婚姻中出现的不和谐局面，多是因为我们在争论中总是强调个人观点的正确性，并竭力证明对方的错误所造成的。事实上，我们争论的目的和结果，不是为了证明我们比伴侣更聪明，更有经验，而是为了能够看清问题的本质。这不是非要分出高低胜负的竞争，我们没有必要竭尽全力地让自己成为胜利者，并以击败对方为终极目标。

当伴侣双方观点不同时，最好的解决方法，就是按照下列三个步骤做：

（1）通过有效的沟通，明确地向对方传递这样的信息：我理解你的观点。

（2）评估这场争论对你们各自的价值和意义。它对你的价值和意义，如果不及对你伴侣的价值和意义重要，你就应当主动妥协。也就是说，你们探讨的某个话题对他（她）的意义要是远比对你的意义大得多，你就应当选择首先满足对方的需求。

（3）如果你们各自的需求均需要得到满足，双方就都应该作出妥协和让步。

合理的期望与感激是婚姻的甘露

绝大多数男人,都不像女人期望和想象中的那样,天生就喜欢做家务,喜欢和女人沟通,并且很懂得制造浪漫。有些男人固然会尝试满足女人的一切愿望,但最终的结果,很可能是双方都感到失望且沮丧。男人或许能够在一段时间内竭尽所能地满足伴侣的愿望,但最后却可能偃旗息鼓,热情不再。最典型的表现是,有些男人在恋爱时表现积极,但结婚后的表现却与之前判若两人。一个男人为什么会突然之间对女人失去兴趣,甚至连他自己也不知道是什么因素导致的呢?他不像过去那样喜欢自己的伴侣,并不是因为对方不适合他,而是伴侣不切实际的愿望和要求,让他感到无能为力,进而产生挫败感或厌恶感。那种懂得重视男人付出的女人是永远幸福并快乐的,因为她能够得到男人更多的支持和帮助。

同样,大多数女人都不可能在各个方面(包括照顾家人、制造浪漫气氛以及与男人沟通等)完全符合男人的理想。单纯指望女人在无须额外的帮助、无须男人的重视和感激的情况下,把家打理得井井有条,只是男人一厢情愿的幻想而已。女人不可能始终如一地保持积极的心态,或者极少需要男人的关心和体贴。许多女人都愿意为了爱情和婚姻付出超乎想象的努力，甚至在各个方面都追求尽善尽美。但是，当她们的付出没有得到相应的回报时，就会产生上当受骗的感觉。

如果男人了解女人内在的需求，他们就会理解并产生较大的动力，愿意更多地协助女人做好管理家庭、照顾子女的工作。因此，男人要想作出有益的改变，就必须在力所能及的前提下付诸行动。否则，他和伴侣都会陷入极度疲劳的状态，觉得自己永远都无法从数不清的杂务、琐事中脱身。那些既能够满足自身需要，又充分考虑伴侣感受的男人，以及那些既能够协助伴侣做好家务，又知道如何与女人沟通，并且善于制造浪漫气氛的男人，几乎个个都是幸运的，并感到自己非常幸福，因为当他们下班回到家里时，迎接他们的一定是幸福而快乐的女人。

人生的现实情形，比一厢情愿的幻想和想象更加艰难。不过，既然我们都渴望真正的爱情，只要我们的要求和愿望是合情合理的，我们就有资格和能力得到真爱。只要我们和伴侣密切配合，作出某些看似微小实则意义重大的改变，就能够为彼此提供更多的帮助。一旦调整、改善和纠正了对伴侣的要求和期望值，我们就不会觉得自己是一个牺牲品，也不会觉得孤立无助，因为这是双赢。与此同时，我们完全可以得到所需要的一切。

女人不要过于期待男人的完美

几乎每个女人都幻想过自己的理想伴侣,即使目前和自己生活在一起的这个男人与幻想中的相差十万八千里,她仍然希望男人是自己想象中的那样。

刘婕是一个美丽温柔、学历高且收入不菲的女人,自然有其理想中的"完美情人"。她说:"我不喜欢总是坐在办公室的男人。我的他必须具有叛逆精神,富有创意,与众不同,浪漫,有品位;他还必须会弹奏吉他,重感情而非金钱;当然,他首先应该没有那些令人讨厌的嗜好,这就是我梦中的白马王子。"

很多人说这样的男人已经不存在了,但刘婕却真的找到了自己的白马王子,她所列出的上述一切条件他都符合。

可是没过多久,刘婕心里就开始不高兴了,因为他30岁了,仍然习惯于和一帮朋友混在一起,无意寻找一份固定的工作。更加让刘婕气愤的是,他们在同学生日聚会上相聚时,刘婕让他换上那身高级西装,但他坚持要穿夹克,任凭刘婕怎么说,他就是不听,这让刘婕非常生气。他对刘婕的气恼大感不解:"刚才我还很优秀,怎么转眼之间就变成犟驴了?!她真的喜欢我吗?"

无独有偶,现实生活中,不止一个女人像刘婕这样,在一刻之间,觉得几近"完美"的"白马王子"变成了讨厌的家伙。在你身边有很多这样的人:你可能认为自己的女邻居福气好,遇到了一位体贴的男人,他照顾孩子,做家务,任劳任怨,可是如果你仔细思考一下,也许你会发现他的脑子里除了老婆、孩子、房子之外,空空如也;那个让你大为惊叹、口若悬河、出口成章的好友的男友,却被她抱怨说素质和品位太低;你的男人地位很高,对你百般娇纵,但你却怪他经常不回家……在现实生活中,永远也找不到完美无瑕的男人。

女人美梦中的理想情侣只是她一厢情愿的想法。人无完人。当你想在现实生活中让自己美梦成真时,总会发现这样那样的缺憾。一个人既有优秀的品质,也有令人讨厌甚至痛恨的反面,它们就好像一枚钱币的两面,谁也无法将它们分开。如果你希望自己的男人是完美的,那么,该是你变得现实的时候了!

每一个女人都梦想着自己的丈夫能够成为完美情人。女人深爱她的男人,觉得有必要帮助男人成长或成熟,于是想让男人更绅士,改进他的想法和做法,改正那些让人讨厌的缺点。这种一厢情愿的改造,是男人对女人的最大抱怨之处。男人会对这种善意的行为奋力反抗,拒绝她的帮助。不过,女人应该知道,男人排斥的往往并不是女人的需求和愿望,而是她对待他的方式。即使她的出发点无可挑剔，也必须寻找非常有效的方式，选择让他感觉舒适、温暖的措辞，恰当地表达内心的愿望。只有当男人感觉女人欣赏他，信任他，认为他是善于解决问题的人，而不是女人眼中的"问题"时，他才有可能接受女人的批评和建议，接受她的"改造"。

当自己的渴望得不到满足时，女人就会感到很失望，这就是很多妻子面对丈夫的缺点和错误时，往往选择抱怨、唠叨或是咒骂的原因。当然，这种不理智的行为并没有效果。如果她只知道一味地责备男人，那么，就会让他倾向于抵抗，即使他明明知道自己错了，也依然不愿意改正。结果往往是，尽管她是出于善意考虑的，但换回来的却是无休止的争吵甚至是离婚。其实，女人不妨多给男人一些鼓励，只有给予男人足够的同情、宽容和谅解，他才会感激你，继而想改变自己的缺点。

客观地看待男人的毛病和错误是很重要的，只要无伤大雅，真的没有必要因为一些小毛病和男人针尖对麦芒。如果她对他表示出理解和同情，那么，就有可能让他主动改正错误。

实际上，在很多时候，所有这些问题都在于心态，如果女人心态正常，不对男人期待过高，就不会那样严格地对待丈夫；而且，如果能换个角度看待，说不定男人的缺点就会变成优点了。如果她总是盯着丈夫的缺点看，久而久之，只能看到他的缺点。面对一个一无是处的男人，可想而知女人也不会好过。

如何面对婚外恋

男女携手步入婚姻的殿堂后,应该互尊互敬、互亲互爱、互帮互助,为了家庭并肩战斗,共同提高对婚姻的道德意识和对家庭的责任意识,共同致力于夫妻关系的调适和婚内爱情的保鲜。如此一来,可以尽量减少婚外恋滋生的土壤。

如果爱人一旦发生了婚外恋,要保持冷静,妥善处理,尽量争取最好的结局。

1. 冷静分析

配偶有了外遇时,人们难免会感到天旋地转、肠断心裂或者暴跳如雷。此时,最容易丧失理智,做出鲁莽的事来。正确的做法应该是先冷静分析一下事情的原委:事情到底是如何发生的?他们两个人的关系到了什么程度?自己的反应有助于解决问题吗?

2. 不要到处哭诉

爱人发生了婚外恋,再痛苦也不要到处哭诉与指控爱人的背叛。有的人就偏偏如此,向父母陈情、跟邻居诉苦还不够，甚至还要到爱人的领导那里去折腾。殊不知，如此一来，只会让你的爱人无地容身，让对方更坚定了离开你的决心。你的情敌也会躲在一边窃喜。

3. 不要以牙还牙

有些人在发现配偶有外遇的时候，自己竟也去寻找婚外情以"报复"和"惩罚"配偶。这是处理婚外恋问题最不明智的行为。事情变得复杂，涉足人徒然增多，不仅问题不能解决，二人的关系会更加恶化，而且本该属于原配的权益（如赡养费、子女生活费，甚至在道德面前的"地位"）也可能会完全"消失"。自己损失惨重，还遭人耻笑，万不可取。

4. 不要轻易有成人之美、放弃婚姻的想法

爱人有了外遇，很多情况下是可以回头的，不致家庭破裂。如果你主动放弃婚姻，那么家庭破裂不可避免，日后最不幸的是你自己和你的孩子。无辜的孩子其实是离婚最大的受害者。你的轻率决定也许会害了孩子一辈子。要有绝不放弃婚姻的决心，这样不仅让自己有更大的空间去努力挽回，而且可让你的背叛者和第三者出现关系危机，使第三者趋于死心。

5. 学会宽容，以退为进

掌握了证据而一味紧逼，本想承认并改正错误的爱人也会感到厌烦，容易有"一不做，二不休"而与你彻底决裂的心理。此时，如果摆出宽容的姿态，则较能使配偶有"愧疚

感",深觉对不起你,不忍心再伤害你。然后,二人可一起找个合理的方式来挽回趋向破裂的婚姻。

6. "出口转内销"

最明智的做法是"出口转内销",和风细雨地交流思想、解决问题。回忆当初,哪对夫妻都有一段令人陶醉与向往的日子,只是时间的长与短而已;检讨当前,分析矛盾与冲突的根由,各自做自我批评;展望未来,探讨夫妻重新契合的途径。这样做的目的,在于用加倍温暖的心去唤回对方的离散之心。"拉"字当头,不计前嫌,允许"离"心,也允许"回"心。一般来说,将心比心、以心换心,精诚所至、金石为开。婚外恋者的内心始终为罪恶感和羞耻感所扰,只要阶梯搭牢,他们是会下楼的。如果对方一意孤行,视"内销"为软弱,视宽容为无能,则不得不诉诸法律。

7. 清醒认识,当离则离

如果已经尽了最大努力来挽回婚姻、避免家庭破碎,但背叛者就是屡教不改,视原配的宽容为无能,那么原配就要清醒认识,当离则离,不可一味姑息纵容。到了这一地步,尤其是女方,要先做到在经济上、心理上不依附于丈夫的准备,尽可能减少因离婚对自己的物质和精神生活造成的伤害。

第五章

用爱浇灌：关注孩子的心理健康

克服儿童"学校恐惧症"

活泼好动的小明样样讨人喜欢,就是经常逃学。父母为此伤透了脑筋。训斥、哄骗甚至打骂,都不起作用。一到上学时间,小明要么头晕,要么肚子疼,只要答应不送他去上学,他的病一下子就好了。即使被迫去上学,他也经常逃学去玩耍。

小华刚入小学时天真活泼,认真好学,家长没有过多操心。后来,为了让他有个更好的学习环境,家长把他送到了一所重点小学,以为孩子会更加好学,成绩会更好。可结果恰恰相反,过去小华回到家里总是自觉地先做完作业,然后才去玩,可现在常常望着作业发呆;过去小华回到家里总是滔滔不绝地与父母讲同学、老师和学校的各种趣事,而现在变得沉默寡言,学习成绩逐渐下降。

上述两个例子中,孩子的问题就在于"学校恐惧症"。

学校恐惧症是儿童恐惧症的中的一种,主要表现是:害怕上学,害怕参加考试。如果强迫患有学校恐惧症的儿童去上学,他们会产生焦虑情绪和身体不适,如面色苍白、心率加快、呼吸急促、腹痛呕吐、便急尿频等；如果同意他们暂时在家休息，焦虑情绪和不适症状很快就会得到缓解。孩子怕上学，可又深知不上学不行，于是内心产生了解不开的矛盾，很容易表现出各种身体不适症状。如果此时家长把孩子当成病人，会使孩子形成习惯反应，同时会给孩子"有病"的消极心理暗示，逐渐形成虚弱的自我意识，易使孩子失去自信，不利于他们心理的健康成长。

引起学校恐惧症的原因很多，既有内因也有外因。内因主要在于孩子的性格缺陷，如胆小多疑、过于谨慎敏感等。外因有二：一是家长的溺爱，致使孩子独立性差，难以适应学校生活；二是家长、老师对孩子期望过高，超出孩子的心理承受能力而逐渐使其形成焦虑、自卑等心理问题，因而害怕学校，不想上学。

家长在确定孩子患上学校恐惧症后，就应帮助孩子重塑自信，让孩子确信自己没病，是个十分健康的孩子。要积极帮助孩子克服学校恐惧症，但不可操之过急，要循序渐进，可按孩子的恐惧程度由轻到重实施以下步骤：

首先，请同学或老师来家里辅导孩子。

其次，家长先陪孩子在教室学习，然后让孩子自己在教室学习，逐渐让他在教室和几个同伴一起学习。

再次，让孩子在教室由老师单独辅导，或在教室和几个同伴一起听老师辅导。

最后，让孩子在教室正常上课。

具体纠正步骤可根据孩子的实际情况做出相应调整。

如何让孩子大胆地主动开口说话

不肯主动讲话的孩子一般性格都比较内向，平时少言寡语，不轻易向别人吐露自己的想法。然而，这些孩子内心里又强烈地渴望得到他人的理解和关心。所以，家长应该主动了解孩子的心理状态，和孩子进行深入的沟通。千万不要用粗鲁、蛮横的态度对待孩子，要让孩子主动说出真实的想法和感受。家长需要做的就是对待孩子要耐心，耐心，再耐心！

1. 克服孩子怕生的心理

在幼儿园门口，常有一些父母虽然恼怒但又必须面带笑容地哄那些哭闹着不肯入园的孩子。在心理治疗中心，也常有家长带着孩子来咨询，例如，有个6岁的小孩儿，在家淘气，在学校却又胆小怕事；另一个小孩儿由外婆带，偏食，怕见生人，语言表达能力差……

这个年纪的孩子人际交往的能力不佳，一般有以下几种因素：一是智力或基本能力有问题，不知如何表达自己的意思或表达不好，怕人嘲笑，于是更胆小；二是由于交友受挫，导致害怕与人交往；三是没有交友的动机，不觉得交朋友有什么好处，觉得自己一个人也可以玩，或纯粹性格内向，不喜欢与其他小朋友玩。就外界因素而言，则存在以下情况：楼房代替了四合院，邻里之间不相往来；家长怕孩子出危险，不让孩子出去玩；保姆代替了父母的劳动，却弥补不了父母的情感，造成孩子情感饥饿……

怕生不仅表现为怕见陌生人，还表现为怕接触新环境，怕尝试新事物。怕生这种现象，在孩子只有6个月大的时候就开始出现了。孩子6个月大时，就会分辨父母、家人和陌生人。当他面对陌生人或新的事物时，会不知所措，会哭泣和躲避，这种情形会持续相当一段时间。孩子2岁以后，他的社会需求开始增加，开始喜欢与别人交往，特别是与相同年龄的小朋友一起玩。所以一般来说，两三岁的孩子即使刚见到陌生人时会有些不自在，但过不了多久，他就会与他们玩得很熟了。但是有些孩子却不同，他们即使到了四五岁，甚至更大一些，还是一见到陌生人、一到了新环境，就会局促不安，不敢说话，参加活动时也会畏缩不前，胆怯害羞。如果这种怕生现象持续的时间过长，不仅会影响孩子与他人的交往，而且会使孩子失掉许多学习和尝试新事物的机会，甚至会影响孩子成年以后的生活。

孩子怕生可能有这三个方面的原因：天生气质如此，缺乏安全感，缺乏与他人交往的经验。首先，人的天生气质各不相同，有的外向活泼，有的内向拘谨。其次，孩子必须在他所熟悉的环境里获得充分的安全感，他才能把这种安全感转移到陌生的人或事物上面去。如果家里缺乏欢乐和温暖，会对孩子的性格产生多方面的影响，孩子可能会因此变得胆怯怕生。最后,如果孩子从小很少见到陌生人,缺乏在众人面前露面的体验,也会使孩子难以适应陌生的环境和事物。了解了孩子怕生的原因,就不难找到帮助他们的办法。我们给父母们的建议是:

(1) 创造机会让孩子与陌生人交往。带孩子散步的时候,停下来与友善的陌生人聊几句。在公园里,鼓励孩子和小朋友一起玩一会儿。渐渐地,孩子就会感到陌生人并不可怕,而且很和善,能与他友好地相处。孩子稍大一点以后,爸爸妈妈可以帮他请邻居的朋友来家里玩,让他自由自在地交谈和游戏,不要因为吵闹或弄乱了房间而责怪他们。在这种自由欢乐的气氛中,孩子的天性自然地流露出来,渐渐就会变得活泼起来。

(2) 容忍孩子的怕生。家里来了客人,父母不必一定要勉强怕生的孩子向客人打招呼,也不要非让孩子为客人表演节目,更不要觉得孩子怕生有损自己的面子,不然孩子更会感到不安和焦虑,对于克服怕生的心理没有好处。

(3) 不要讥笑孩子。有一种非常普遍的情形,就是父母当着孩子的面,把孩子所做的可笑的事向别人讲述,或者让孩子向人表演他以前的可笑动作。这些父母没有意识到,孩子的心是非常敏感和脆弱的,这样做的话,以后孩子还怎么敢在生人面前露面呢?

(4) 自然地与人交往。让孩子明白,不被某些人喜欢和不喜欢某些人是很自然的,谁也不可能跟所有的人都相处得很好。这样孩子就不会因为担心自己会不受欢迎而不敢进入陌生的环境,也不会因为一两次交往的失败而对与他人交往而心存畏惧。

2. 纠正孩子不肯主动讲话的习惯

随着人们物质生活水平的不断提高，现代家庭的居住环境得到了很大改善，许多孩子都拥有属于自己的独立空间。因此，许多孩子从小就养成了喜欢把自己关在自己的小屋里做事的习惯，自我意识和独立性比较强。但是，令人担心的是，因为拥有了属于自己的独立空间，许多孩子有了封闭倾向，和父母保持一定距离，不肯主动与人讲话，很难向别人吐露心声。

一位母亲忧心忡忡地说："我家孩子上小学时就拥有了自己的房间。但随着年龄的增长，孩子越来越喜欢一回家就关上房间门，而且还把门反锁上。开始我们认为孩子独自在房间里会安心看书，没想到她的成绩却一天天下滑。我们一气之下，干脆把孩子房门上的锁给撬掉了。谁知孩子更绝，一回到家，照样关上门，然后再用凳子把房门堵上。我们给了孩子独处的空间，但是孩子和我们越来越疏远，这孩子到底怎么了？"

怎样纠正孩子不肯主动讲话的习惯呢？下面给家长的建议是：

（1）找准孩子不肯讲话的原因，对症下药。一些心理专家认为，造成孩子不肯主动讲话的原因主要有这几个方面：天生性格孤僻，好独处，不喜欢与人交往；父母和孩子之间存在着观念上的巨大差异,也就是通常所说的"代沟";父母经常看不惯孩子的言行,动不动就干涉,孩子很反感,因而用沉默表示反抗;学业竞争压力大,紧张学习之后,需要独处,自我调整,不愿说过多的话。因此,父母应该仔细了解孩子的内心状态,和孩子进行深入沟通。千万不要用粗鲁、蛮横的态度对待孩子,要让孩子主动说出内心真实的想法和感受。

(2)一般情况下,家长对孩子不肯主动讲话不必过分忧虑。孩子的交往面很狭窄,生活阅历不多,因此,当他们面对陌生环境和陌生人时,一般不会主动讲话。与此同时,孩子们对所谓的成人礼节,如见面寒暄、对他人的热情和关心等,很不感兴趣。他们往往会根据自己的感觉,对自己不感兴趣的人或物置之不理。

(3)为孩子挑选一些特别有趣的玩具。许多惯性玩具和声控玩具,可以改变孩子过分内向的性格。这些玩具比较有趣,孩子会情不自禁地追逐这些玩具,或者被这些玩具逗得捧腹大笑。久而久之,他们就会变得乐观、开朗和自信。

吮手指、咬指甲

有调查称，吮手指和咬指甲是儿童时期心理运动障碍的一种外在表现，较为常见。美国心理学家的调查显示，6～12岁儿童中，较高频率有吮吸手指习惯的孩子这种心理疾病的发病率高达12%，有44%咬指甲的儿童也会患上这种心理疾病。

统计显示，绝大部分的人在婴儿时期都会咬指甲，长牙的时候孩子最容易不由自主地吸吮手指，这很正常。通常来讲，儿童在两三岁时，吮手指就会渐渐减少，但是这种咬指甲的行为如果随着年龄的增长一直延续，那就不正常了。

儿童非正常吮吸手指、咬指甲的影响因素有以下几方面：

（1）想要被爱却得不到回应。父母工作忙或双方关系紧张无暇顾及孩子时，孩子缺少关注和爱抚，尤其是缺少母爱。

（2）没有玩伴。现在家庭中一般只有一到两个孩子，住在对面邻居都可能互相不认识的单元房里，孩子放学回家，不得不关在家里一个人孤单地做作业、玩游戏，无聊时就会无意识地去吮吸手指或咬指甲，渐渐地咬手指就成为一种习惯性行为。

（3）无法适应。儿童对于新的环境有恐惧时，或是很焦虑时也会下意识地这样做。

（4）学别人。有的儿童看到幼儿园、学校的同龄人咬指甲，也会跟着咬。

（5）没及时阻止。当孩子把吮手指、咬指甲当成一种享受时，便会喜欢和习惯去咬指甲，如果父母没发现或者发现了也觉得无所谓，儿童的坏习惯便就此养成了。

（6）其他。孩子饿了或是身体不舒服时也可能会这样，吮手指、咬指甲可以转移或减轻身体带来的不适感。孩子经常性地生病挨饿的话，渐渐就成了习惯。

吮吸手指会伤害手指也会伤害牙齿。大多数情况是儿童感觉很紧张或郁闷时会不自觉地去咬指甲。一般是在幼儿园阶段会咬衣襟或铅笔，同时产生睡眠不好、磨牙或者抽动等并发症状，以及焦虑、畏缩等不良情绪。所以，这些看似很小的不良习惯家长要注意。那么怎样能让孩子戒除或改善吮手指、咬指甲这样的不良习惯呢？可以从以下几个方面去加以尝试。

（1）营造良好轻松的环境。父母之间吵架不断，或者对孩子严格要求，动辄打骂，周围环境的种种不良刺激之下会使孩子更加依赖咬指甲等小习惯。美好幸福的家庭氛围有助于孩子的健康成长，逐渐减少不良习惯。

（2）每当儿童想要咬指甲时就让他做一些别的事情分散注意力。可以让他画画、搭积木，或在父母干活时帮点小忙。通过这样逐步减少孩子咬指甲的次数，慢慢地这种习惯就会转变直到消失。

（3）家长要不动声色地瓦解而不是强调呵斥这种行为。如果孩子刚刚咬手指时，家长就惊慌失措，这样孩子不会立刻停止，有时反而会适得其反。他会被大人的慌乱感染，为了消除紧张感反而会去咬手指。所以，遇到这种情况时，家长不要太过紧张。

（4）制造厌恶。这是不得已而为之的方法。试着在孩子手上抹点刺激但无害的粉末，让他一咬手指甲就厌恶，就会渐渐减少这种行为。

（5）行为控制。如果孩子在看最喜欢的动画片时咬指甲就立刻关掉，以示惩罚。当他渐渐减少这种行为时可以加以奖励。

遗尿症

遗尿指的是5岁后的儿童还像婴儿时期那样尿床的现象。遗尿症有3种情况：夜间遗尿、昼遗尿和昼夜遗尿，但是最为普遍的还是夜间遗尿。通过拉普斯在美、英两国儿童中的抽样调查发现，遗尿症儿童占到了总儿童人口数的近两成。5～10岁的儿童最容易遗尿，和年龄呈负相关，10岁以上的儿童基本就不会了，14岁时发病率为3%，且男孩子易得，男孩患这种病的概率是女孩的两倍。

为什么会遗尿呢？有的可能是泌尿生殖系统的缺陷和问题，包茎、包皮过长、先天性尿道畸形、尿路感染等都会导致这方面的问题。此外，一些全身疾病如脊柱裂、癫痫、糖尿病等也会影响。然而需要指出的是，绝大部分儿童遗尿并不是由生理疾病引起的，而是心理上的不健康。

（1）遗传因素

这种病的家族遗传发病概率较高。74%的男孩和58%的女孩遗尿是因为有家族遗传史。

（2）功能性膀胱容量减少

20世纪70年代初，有人曾做过研究，通过膀胱内压法测量63位遗尿儿童，发现其膀胱容量仅为正常人的70%。1992年调查了44例遗尿儿童，膀胱容量仅1例正常，其他遗尿儿童的膀胱容量不足正常人，一般是正常人的一半。

（3）睡眠过深

很多家长说，这种儿童容易一入睡就睡得很沉，很难唤醒，因为处于深度睡眠状态，因此不能及时接收身体尿意反应而自然地发生排尿行为，就会遗尿。

（4）心理因素

亲人的突然离世、父母亲关系不好、母子分离、黑夜恐惧症等，都可能引起儿童遗尿。还有些孩子是小时候父母没有培养好习惯，一旦尿床了就担心被家长训斥，长期处于惴惴不安的状态，每天入睡前都在想千万不要尿床，打下了自卑的烙印，遗尿症就更难摆脱了。

如果孩子有遗尿症，最好是去医院经过医生的正规检查，探究病因，厘清病源，然后才能对症下药。可以通过一般、心理和药物三种方法进行治疗。

（1）一般治疗

第一，家长要观察记录儿童的排尿规律，可以用定闹钟的方法定时把孩子完全唤醒，渐渐形成固定的反射弧，只要有尿意了就能清醒过来。

第二，要养成规律的作息和良好的卫生习惯，勤洗澡勤换衣，白天玩耍不能太过兴奋刺激。

第三，合理安排设计儿童饮食，让儿童摄入更多含水分的瓜果蔬菜，晚餐吃一些水分偏少的食物，同时晚餐后严格控制含水分食物的摄入。

(2) 心理治疗

试着去探究是什么导致儿童出现遗尿问题,帮助患儿正确面对,让他们卸下心理包袱。患儿偶尔地能够自行排尿时,家长要加以鼓励和表扬,增强正强化的作用,帮助孩子逐渐改正,学会控制排尿。

(3) 药物治疗

若上述治疗仍然无效,咨询医生后根据医生诊断进行药物治疗。

功能性遗尿的患儿痊愈后情况明显好转,明显表现为遗尿次数减少,直至最终完全康复,但也不太可能会突然就痊愈。

口吃

口吃，就是我们常说的结巴，是一种很典型的说话流畅性障碍疾病，比如说话时某些字音的停顿或重复。2~5岁牙牙学语的儿童最容易发生口吃，此后渐渐消失，12岁以后的孩童就不太容易口吃了。在儿童牙牙学语时期，大概有5%的孩童会口吃。其中四成儿童口吃仅持续几个月就会自然痊愈，随着年龄的增长到7岁左右这种现象会慢慢消失，这些都是正常的。同时也有40%的儿童会持续更长时间，经过矫正引导，五分之四的口吃儿童会自行痊愈。

口吃是由语言肌肉痉挛所引起的。孩子如果患有口吃的话，不仅语言表达会受到影响，相应的并发症还包括情绪起伏大、易怒、胆怯、失眠或恐惧等其他负面反应。孩子上学后，上课回答问题大量使用语言，周围人对于口吃的嘲笑和奚落会让孩子很伤心，儿童因此对自己的口吃感到很自卑，更加焦虑和神经紧张，不能正面面对自己的问题。比如怕在众人面前说话，大儿童不愿意融入社会交往当中，成为一个孤独、胆怯、自卑的人。

口吃包含以下三个特性：

（1）难发音。一句话的第一句往往很难发出口，让人觉得很费劲。

（2）反复性。说话时反复多次说一个音。

（3）间断性。说话时某个字突然丢掉或者拖长，语言非常不流利，对话没办法进行，听的人觉得不舒服。

说话过程中，一些口吃患者的症状还有挤眼、唇颤抖、歪脖子、摇头晃脑、踏脚等神经紧张行为。

造成口吃的原因有以下几个方面：

（1）模仿和暗示

大部分儿童是因为觉得别人口吃好玩，从而模仿造成了口吃。儿童期是形成语言习惯的重要阶段，儿童的可塑性非常强，容易被不好的语言环境影响。亲友邻居中有人口吃，孩子觉得好玩就可能去模仿对方。

（2）心理因素

大量实证研究得出，口吃来源于儿童受惊、被怒斥、嘲笑、惩罚、外界环境变化、父母不和等情境和事件。突然受惊或者持续惊吓造成口吃的还是比较少的。突发的恐怖事情发生后，比如说，突然看到某种庞然大物或者听了一段恐怖故事惊吓过度，都可能会引发口吃。这种影响可能在当时就显现出来，也可能延迟出现，有的有一段潜伏期。

（3）疾病影响

口吃还有可能与儿童内在的与发音有关的神经系统障碍有关，像是小儿癫痫、麻疹、流脑、百日咳、猩红热和耳鼻喉科其他疾病，在不同程度上也会影响儿童的发音和呼吸。

语言上的口吃会引起儿童心理上的障碍，导致孩子不参加集体活动，不爱说话，羞涩内敛，胆小自卑，有时又会易激动、情绪起伏大、焦虑恐惧,这些将进一步影响孩子的人际交往能力,也将进一步影响孩子的学习和生活。如果4~5岁的孩子说话还结结巴巴的,那就必须引起高度重视了。下面提供一些常见的治疗口吃的方法:

(1) 传统疗法

心理、发音和呼吸疗法都是传统治疗方法,心理治疗是主要的,以一些纠正发音的练习为辅助。进行有节奏、有韵律的活动,比如朗诵、唱歌等能在很大程度上改善口吃。清晰的节奏韵律为人们提供了一种集中注意力努力说话的可能性,口吃患者就不会太过于纠结于发音了。

(2) 发音肌肉锻炼法

用于发音肌肉锻炼的方法有吐字练习法和梁氏疗法。发音肌肉法的理论是,肌肉的不健康生长才是引起口吃的根本因素,就像说话时如果因心脏供血不够而呼吸短促,那并不是由于患者的焦虑紧张等导致的。

偏食

儿童偏食是很普遍的现象。据调查,城镇儿童偏食的有25%~50%。偏食的比例城市孩子高于农村孩子10%。通常来说,1岁前的婴儿不存在偏食,他们对食物没有判断能力,给什么吃什么。有的孩子3岁就开始偏食了,这个时期的孩子开始对食物有喜恶判断,越是经常吃的越是偏好,而对于没有吃过的食物却选择不尝试,毫无原因地直接拒绝。

儿童之所以偏食,其实还是因为家长不良习惯的影响。有些家长在饭桌上明显地表示自己的饮食喜好,孩子也就有样学样。有些家长自己有不喜欢吃的东西,孩子也就很少吃到这些食物,甚至看到别人吃还表现出明显的厌恶倾向,不知不觉就会让孩子挑食了。有些家长盼望着孩子身强体壮,总是竭尽所能地为孩子补充营养,每顿饭都营养非常丰富,长此以往,孩子变成离了这个菜就不吃饭。

偏食由于营养摄入不均衡,往往会使孩子发育不良。此外,偏食还会引发孩子吃饭时哭闹耍脾气等坏习惯。有的孩子明显偏爱某些食物,但是父母溺爱娇纵孩子,知道这样是不对的,但怕因此饿着孩子,也就任由孩子吃他喜欢吃的了。

儿童偏食的习惯就是这样慢慢养成的，要先知道原因，然后对症下药进行治疗。

（1）父母做榜样。父母是孩子最好的老师。研究表明，92.5%的父母会把偏食的习惯遗传给孩子。尤其是在孩子需要喂食的婴幼儿时期，父母会不知不觉把自己的好恶传递给了孩子。父母应尽量客观选择食物，摄入合理均衡的营养；此外，父母吃饭时要吃得很香，孩子看着会激发食欲。

（2）改变做饭的方式方法。把以往孩子不喜欢吃的东西换一种做法，孩子可能就喜欢吃了。

（3）营造良好的吃饭环境。一起吃饭时，家长不要步步紧逼地要求孩子吃，孩子会很烦。吃饭时对孩子的偏食现象不要反应过度，也不要把孩子不喜欢吃的食物非得塞给孩子吃，可以先把食物摆在饭桌上，大人吃得很愉快，孩子看着就会想吃。

（4）先饿两天。有句话说得对，"饥不择食"，孩子总会有饿的时候，饿的时候孩子以前不吃的东西也会吃了。所以，饥饿疗法是一种比较行之有效的方法。可以通过以下两种方式进行：一是孩子要有喜欢的菜才吃饭时，家长不要去管他，大人要在孩子面前表演这个食物非常好吃，若无其事地吃完饭收拾，不再增加任何食物，如果孩子饿了就把原来的饭菜拿出来；二是可以让孩子运动起来消耗能量，运动容易让孩子觉得饿。

（5）思想引导。孩子挑食了，身边的大人要循循善诱地告诉他偏食的坏处，人体需要六大营养，缺一不可，挑食很容易让人体缺少某种营养，并形象说明，如果偏食会怎么样，充分引起孩子的重视，从而帮助孩子形成良好的习惯。

青春期强迫症

所谓强迫症,是一种以强迫观念和强迫动作为特征的神经官能性疾病,包括强迫观念和强迫行为,强迫观念属于一种情绪障碍;强迫行为则是在这种情绪的支配下表现出的外在行为。强迫症在同龄人中的发病率不到0.5%,但在10~12岁的青春早期少年中相对多见。所有患强迫症的孩子,都有以下两个特点:

(1) 对于自己的某些行为和观念有清楚的认识,认为没必要,但自己无法加以控制。

(2) 为这些症状常苦恼窘迫,"求"治十分心切。

那么,青春期孩子患强迫症的原因是什么呢?

青少年的强迫症大多源自儿童时期,与自幼养成的个性特征有关。

一般来说,患强迫症的孩子胆小谨慎,做事优柔寡断,不爱说话,少年老成,同时,做事不善于创新,比较古板,甚至遇事爱钻牛角尖,适应陌生环境较慢等。另外,家庭生活环境与强迫动作的发生与发展也有一定关系,例如,有些家庭生活环境较为严肃,日常生活缺少乐趣,或者父母对于孩子的要求很高,再或者某些父母喜欢体罚孩子等。强迫观念则往往是各种生活事件持久影响的结果。亲人亡故、父母离婚、长期住院，或抚养者本身多年境遇不顺、家庭生活环境抑郁等，都会给青少年带来持久的心理紧张和适应不良，引发各种强迫观念的习惯化。

不过与成年强迫症患者相比，由于青春期很多精神因素都处于可塑期，一般来说，情况都会轻得多，因而治愈的可能性更大。

对已存在强迫症的青春期孩子来说，应通过正确的方法对强迫观念或强迫行为进行矫治。具体措施有：

首先，懂得自我认知，正视自己的心理。孩子要让自己明白，强迫症属于神经官能症的一种，不是精神有问题，更不要为此焦虑和紧张。

其次，愉悦身心，充实自己的生活。其办法之一是发展一些兴趣爱好，比如培养自己在某些方面的特长并加以发扬，另外，也可以从生活小事做起，如养小动物等，使生活多彩化、乐趣化，逐步使原有的强迫观念与行为淡化。

再次，努力扩大自己交往的圈子。青春期阶段，孩子们都渴望交往，以倾吐自己的心事。因此，患了强迫症的孩子，可以鼓励自己多和同伴交往，尤其要积极参加各种集体活动，使自己有模仿、学习榜样行为的机会。

青春期是人生中美好而又危险的阶段，说其美好是因为青春期是阳光灿烂的，说其危险主要是因为处于青春期的孩子很容易出现心理问题，如不加以控制可能引发各种疾病，青春期强迫症就是困扰青少年的心理疾病之一。因此，要引导青春期的孩子学会自我控制和调节自己的情绪，学会排解内心的不快，才会健康、快乐地过好每一天！

青春期挫折症

处于青春期的孩子，承受的压力随着年龄的增长越来越大，他们处于人生的转折点，不能避免许多失败、许多不顺利，因此心理问题也就可能随之而来，青春期挫折症就是其中的一种。

青春期挫折症的主要症状如下：

（1）抑郁：常郁郁寡欢，打不起精神，对什么都没有兴趣。

（2）感到孤独、寂寞。

（3）猜疑：不仅对身边的朋友、同学疑心重重，还怀疑自己得了什么疾病。

（4）社交障碍：交往不大方，行为拘谨。

（5）逃避行为：指逃学、出走，甚至自杀行为。

（6）妄想：喜欢幻想，所想之事与现实生活不符。

青春期孩子之所以产生青春期挫折症，主要有以下几个方面的原因：

（1）学习挫折。学习挫折是指由于学习上的失败或偶尔受挫给孩子造成的心理障碍。

学生的挫折多半与学习有关，这一点，在那些学习成绩优异的孩子身上表现得更为明显，他们是老师眼中的乖孩子，是同学们眼中的佼佼者，更受到家长的宠爱。时间长了，他们形成"只能好不能差"的思维定式，对失败缺乏必要的心理准备，一旦某次考试出现失误，便会感到心理压力增大，产生强烈的挫折感；同时，也有一些孩子，因为长期学习却成绩欠佳，被周围的同学歧视、老师不重视、家长打击，挫折感就如影随形。因学习上遇到挫折而产生苦闷是正常的，关键在于自己能否振奋精神，正视自己的失败，找到问题的症结所在，从而获得战胜挫折的力量。俗话讲"失败是成功之母"，就是这个道理。

（2）交往挫折。青春期，一颗懵懂的心很渴望交流，恰当的交流对孩子的身心发展是很有利的。但是有些孩子却在人际交往中感到不适、惶恐、害怕与人接触。有些孩子在交往中遇到问题时，常常认为是自己缺乏能力所致，久而久之，对自己失去信心。其实交往障碍的实质是不安、恐惧心理的一种自我强化，并不是因为自己"无能"。

（3）情感挫折。青春期是每个人的性格、人格和价值观以及情感观的形成期，青春期的孩子对亲情、爱情、友情都很重视，但却因为各种原因，他们容易在这些方面遇到挫折，心理学上把感情受到刺激或打击后产生的情绪状态叫作情感挫折。

情感挫折一般有三类情况：

①亲情上的挫折：如父母离异、亲人死亡等。

②爱情上的挫折：如早恋、单相思、失恋等。

③朋友聚散带来的情感挫折：因为朋友的变故而造成情绪、情感波动的情况时有发生。每个人都在不断地付出着，同时也在不断地等待着情感上的回报。当朋友欺骗了自己或是背叛了自己的时候，多数孩子会感到伤心、愤怒或仇恨。

事实上，生活中，谁都会遇到这些情况，这只是一种主观感受，只是每个人对挫折的承受能力不同，那些心理承受力较弱的人对挫折的感受较为强烈，甚至难以承受。而心理承受力较强的人，面对挫折可能不会有太大的震动，能较为平静地对待。增强战胜挫折的信心是提高自身心理承受力的必要手段。同时，挫折也从反面丰富了人生的经历，让人醒悟更多，能力更强。

另外，你可以从以下几个方面减轻自己的挫败感：

（1）做好迎接挫折的心理准备。你要明白，没有人的一生会是一帆风顺的，谁都有可能遇到挫折，没有挫折的人生是不完整的，只要你做好随时迎接挫折的准备，就没有什么可怕的。

（2）培养坚强的意志。贝多芬曾经说过："卓越的人一大优点是：在不利与艰难的遭遇里百折不挠。"意志力是一种重要的品质，每个孩子在成长过程中都应该有意地培养，尤其是抗挫折的意志力。有了坚强的意志，就能按照理智的要求控制自己，冷静、全面地看待生活中的挫折，增强对挫折的承受力。

（3）懂得倾诉。人在遇到挫折时，往往会出现消沉、苦闷、焦虑等情绪状态，建议此时向父母、老师或知心朋友倾诉衷肠，这样做一方面会缓解自己沉重的心理压力，另一方面可从中获取应对挫折的勇气和方法。

挫折，既能锻炼一个人，激励一个人，也能摧毁一个人，关键在于你如何对待它。遇到挫折后，逃避是消极的反应，只要你积极地面对挫折，将挫折视为通往成功的必经之路，你就能战胜挫折，将挫折踩在脚下。

透视"社交恐惧症"

社交恐惧症又被称为社交焦虑障碍,它是一种以害怕与人交往或当众说话,并且过度担心在别人面前出丑或者处于尴尬境况,而尽力回避社交活动为主要症状表现的深层的恐惧感。恐惧的对象可以是某个人或某些人,也可以是除了某些特别熟悉的亲友之外的所有人。

每个人的内心深处都渴望同他人交往,这是本性使然,人类希望获得精神上的满足,但在实际生活中与别人打交道时却往往充满了恐惧,这就是典型的社交恐惧症。社交恐惧症通常起病于青少年时期,男女都可能出现。青少年时期是特别的时期,这一时期的青少年往往特别渴望友谊,希望广交朋友,但是有少数青少年一到具体交往时,如找人交谈或者别人与自己打交道时,就会立刻出现恐惧反应。具体表现为不敢见人,和陌生人交谈的时候面红耳赤,神经会处于一种非常紧张的状态。而严重者甚至拒绝与任何人发生社交关系,只想把自己孤立起来。显然,这会对人的日常工作和学习造成极大障碍,对自己也造成了极大的痛苦与困扰。

社交恐惧症是由于害怕别人给予自己不好的评价从而使自己感到狼狈不堪,使自己在行为上逃避与他人接触和交谈,因害怕接触而逃离某处。但患有社交恐惧症的患者所害怕的社交情境却往往都是不易回避的，因此该症对个人生活的影响往往非常明显，对患者造成的痛苦和损失也是无法估量的。

　　李晓静是一个懂事、听话的女孩，个性比较内向、敏感。两年前读高中时，有一天路上与老师相遇，她感到紧张，没有抬头和老师说话，便低着头匆匆走过。旁边有一同学看到了这一情形，对她说："你怎么不和老师说话，老师一直用眼看你呢。"李晓静听后深感内疚，第二天到学校时，她更不敢抬头看那位老师的眼睛。后来她的症状逐渐加重，连别的老师的眼睛也不敢直视了，进而发展到连普通人的眼睛也不敢看。偶尔与别人目光相遇，她便会感到特别紧张，心跳加快，全身冒汗，并认为自己的表情肯定很尴尬，会引起别人的耻笑。从此，在路上骑自行车或走路时，她总是低着头，唯恐看到别人的目光。由于紧张、心情不安，李晓静上课无法专心听讲，学习成绩下降，结果没有考上大学。后来她的症状更加严重，以致无法出门。她为此感到非常痛苦，最后不得不求助于心理医生。

　　其实，大部分人在众人面前发言的时候，或者面对老师、领导时都难免会有些紧张，这是一种非常正常的现象。但是上述这个案例中，李晓静的紧张已经超出了正常的范围，她在感到紧张的同时还有心跳加快、出汗症状，并且会主动回避别人的目光，回避接触人。她害怕与别人对视，甚至到了恐惧的地步，她恐惧自己会有丢脸的言谈举止或尴尬的表情，并且已经达到了社交恐惧的程度,严重影响了自己的生活。

现实中的多数社交恐惧症患者都是青少年,这也是最需要交往的人群,他们通常都是逐渐起病,并无明显的诱因,也有的是在一次羞辱的社交经历之后急性起病,这种情况也并不少见。社交恐惧症的特点是具有一种强迫性的恐惧情绪,患者经常会想象出一个恐惧对象然后自己吓唬自己。

刘静是一所大学的女生,她性格比较内向,处事谨小慎微,自尊心强。她总以为别人时刻在注意她、评价她,因而总担心自己会出什么差错,让人瞧不起。后来,刘静爱上了一个男生,但又不敢表露,还怕别人知道这个秘密。一次,有同学开玩笑说:"我知道你爱上他了,你别藏在心里!"她一听就心里发慌,担心别人对她评头论足。此后,她见人就躲闪,一有人与她聊天她就面红耳赤、心慌意乱、语无伦次,以至于最后见人就害怕。

社交恐惧症是后天形成的条件(制约)反射,往往分为两种情况:首先,是直接的经验,俗话说:一朝被蛇咬,十年怕井绳。如果青少年在交往过程中屡遭挫折和失败,这样就自然会形成一种心理上的打击或威胁,在情绪上产生各种各样不愉快甚至是痛苦的体验,长此以往,就会不自觉地形成紧张、焦急、忧虑、恐惧等负面情绪状态。这种状态一旦稳定下来,就会形成固定的心理结构,这样就会使人在以后遇到新的类似刺激情境时便旧病发作,产生深层的恐惧感。其次,还有一种就是间接的经验,比如说看到别人或听到别人在某种交往情境中遭受挫折、陷入窘境,或受到令人尴尬、难堪的讥笑或者拒绝时，自己往往就会感到非常羞耻、痛苦、害怕，甚至通过电影、电视、小说、报刊等途径也可以得到这种间接的经验。他们会不自觉地依据间接经验来预测自己会在特定社交场合遭受令人难堪的对待，转换成自己的经验，于是他们便紧张不安、焦虑恐惧。这种情绪状态一旦在人的心里埋下种子，就会导致社交恐惧症。

社交恐惧症经过心理调适，可以得到有效的缓解，只要积极治疗，是可以治愈的。那么现实中，我们应该怎么去克服"社交恐惧症"呢？首先，要对自己的性格进行改善，害怕社交的人多半比较内向，所以应该特别注意锻炼自己的性格。多参加体育、文艺等集体活动，主动与同伴和陌生人交往，主动说出自己的想法。要在交往的过程中逐渐去除自己的羞怯感和恐惧感，使自己成为开朗、乐观、豁达的人。其次，还可以进行转移刺激，也就是暂时转移能引起社交恐惧症的外界刺激，因为外界带来的刺激总会在一段时间内消失，而条件反射在头脑中的痕迹也会随之逐渐变得淡漠，有时甚至可以完全消除。

让自己建立自信心，消除自卑心理，重新面对自己的人生。对自己的各方面能力要有一个正确的认识，过于自尊和盲目自卑都完全没有必要。在这个时候可以暗示自己"我只不过是集体中的一分子，没有人会专门盯住我、注意我一个人的"，这样就可以摆脱那种过多考虑别人评价的思维方式。要时刻记住：我并不比别人差，别人也不过如此。要用这样的方法来增强自己的自信。有了自信，大部分的负面心理问题就都可以迎刃而解了。

青春期焦虑症

人人都会焦虑，这是人们面临突然的心理冲击或特殊事物和情景才有的刺激反应，并且这时的情绪是不愉快的。这些情景是预见可能发生的不利于自己的困难或挫折。如果无法控制事情的结果，也不能做什么进行预防和处理解决，心理上的高度紧张就会表现出焦虑的行为反应。

青春期最容易患焦虑症，这时人体发育急剧加快，生理和心理都在经历着一场巨变。第二性征显现，个体的身体、生理和心理情况急剧变化，少男少女们会紧张不安。

比如说，女孩子对于突然发育的胸部很是恐慌、第一次来月经很害怕；男孩子则为自己的遗精等行为感到恐慌。这些之前没有遇到过的事情让他们不知所措，往往会因此而紧张、羞涩、自卑和烦恼，同时还有并发症如头晕头痛、失眠、无力、厌食、心慌气短、神经紧张、情绪起伏大、体重突降和紧张不安等表现。

1. 焦虑症的分类

（1）精神性焦虑，具体表现为心神不定、惶惶不安、惊恐万分、精神紧张等。

（2）躯体性焦虑，一般有明显的身体上的不适，如心慌、虚汗、口干、手抖、胸闷、尿频等各种自主神经方面的症状。

2. 青春期焦虑症的心理调适

青春期焦虑非常不利于青少年的健康成长。久而久之，焦虑还会加重并演变为神经衰弱。因此要及时进行治疗。

通常是心理治疗辅之以药物。

对于焦虑症，目前心理学界主要有森田疗法和心理分析法两种治疗方法。这些方法一般会耐心地避开或去除各种刺激因素，和患者多多交流，倾听他们的心声，帮助他们树立信心，一如既往地支持他们，让他们鼓起勇气克服焦虑。症状严重的情况考虑服用镇静剂。

很多青春期焦虑症患者患病的原因是不自信。焦虑症患者要为自己打气，树立信心，不要妄自菲薄，相信自己可以积极应对危机，相信焦虑可以通过治疗痊愈。时不时给自己打打气，多一分自信，就会少一分焦虑，通过良性循环能很好地摆脱焦虑。

有些焦虑其实不是真实的，而是患者潜意识里把以前的体验强加进去。这些情绪体验只是被压抑了，并没有消失，仍然残存在大脑深处从而导致病症。患者惶惶不可终日，不知道为什么会这样。这时，患者要认真审视原因，直面心底最深处导致焦虑的源头，如有必要，应发泄出来，才能最终根治。

焦虑症患者常常表现为焦躁，常有来来回回走等身体反应,这时患者最好就是针对自我进行刺激,分散注意力。心绪不宁时坐下来静心读书,或投入有趣的娱乐活动中,把自己埋头于体育运动和劳动中去,忘记这一切。

大部分焦虑症患者睡眠状况不佳,难入睡,易早醒,多梦,病人可以对自己进行催眠。比如,闭上眼,自我催眠:"我现在是在一片大草原上,嗯!很舒服……我好像睡不着……但是我可以慢慢入睡……现在,我要进行腹式呼吸……很舒缓……我的脑袋一片空白……我的心情很平静……我似乎睁不开眼皮了……手也抬不起来了,似乎抬不起来了呢……我睡了……"通过积极的暗示促进睡眠,患者能够较快入睡。

第六章

幸福晚年：摆脱老年心理危机

老年夫妻的恩爱艺术

俗话说"少年夫妻老来伴"。患难与共大半辈子的生活伴侣对于老年人来说非常重要。但生活伴侣并不意味着就可以忽略感情,老年夫妻更需要恩爱。只有这样晚年生活才会幸福美满。以下是一些老年夫妻的恩爱艺术。

1. 彼此应常说"我爱你"

幸福美满的夫妻常用语言表达对对方的钟情和爱慕。不要认为老夫老妻说这话没多大意思。一句简单的话语,可以唤起双方对幸福时光的美好回忆,对身体健康也大有好处。

2. 朝夕相伴

幸福的夫妻奉行"活到老,爱到老"的座右铭,总想多与对方待在一起。他们深知爱需要行动、需要时间。只有朝夕相伴,才能让对方更多地了解自己,也加深了对对方的了解,从而调节彼此的感情和言行,使夫妻生活更加和谐、完美。老年夫妻更需要朝夕相处、互相照顾,尤其是只有老年夫妻单独生活的家庭更应当如此。

3. 相互宽容

夫妻出现矛盾是很正常的事情，但对矛盾不见得都能正确地处理。夫妻双方应该本着仁爱之心和宽容胸怀来对待矛盾，不要吹毛求疵、自寻烦恼；双方要求大同、存小异，力求不因为对方缺点而影响夫妻关系。家庭生活的方方面面具体而又琐碎，老年夫妻朝夕相处难免有时意见相左，凡遇到这种情况，一定要以夫妻感情为重，多谅解、多忍让，千万不要埋怨指责，更不应算老账、揭伤疤。

4. 相互尊重

老年夫妻不论原来职位高低、能力大小、健康状况好坏，在家庭生活中都应该是平等的，要相互尊重。家中有重大事情，夫妻要共同商量，耐心说明解释可能出现的分歧，不要独断专行。在子女和外人面前，要注意尊重对方，千万不要有互相贬低、批评的言行。

5. 相互体贴

随着年龄的增长，老年人的生理和心理机能逐渐衰退，自理能力也随之减弱，因此需要在生活上有人照应。而老伴儿的照顾往往是最周到、最贴心的。老年夫妻要共同承担家庭义务，关怀彼此的衣食住行；当老伴儿身体不适时，另一方应悉心护理，积极协助治疗，帮助老伴儿早日康复；当老伴儿情绪不好时，另一方应予以安慰劝解。要清楚老伴儿才是真正的生活依靠和精神支柱。

6. 相互信任

老年夫妻的感情虽然经历了长时期的考验与磨砺，但仍需通过相互信任来加以巩固和发展。夫妻双方应当襟怀坦荡，有了疑虑要及时交换意见，认真消除误会与隔阂。

7. 互相恩爱

互相恩爱是老年夫妻巩固感情、保持身心健康的重要条件。许多老年夫妻的感情不仅没有随着岁月的流逝而逐渐冷淡，反而爱更浓、情更笃，真正做到了"霜叶红于二月花"。

"空巢"孤独感

从原始社会开始人类就过着群居生活，特别是中国人四世同堂、五世同堂的很多，人老了就非常害怕一个人独自生活。曾有一个针对13963名城市老人的调查显示，10个老人里就有4个觉得自己很孤独，没有可以诉说、倾听的人。另一个对1446名上海老人的调查也表明，42.2%的老人的活动范围仅限家门口，三分之二的老人整年都不出门。子女长大了，年轻人去了远方追逐自己的梦想，老年人退休后回归家庭，颇为孤寂落寞。每当独处时他们会感觉空空落落的，情感无从支持，心理逐渐变得很脆弱。特别是那些生病的老人，很容易怀疑自己存在的意义，消极厌世，悲伤抑郁，认为自己一只脚已经踏进坟墓了，严重的甚至会有抑郁情绪。

1. "空巢"孤独感的表现

有"空巢"孤独感的人常常回忆起自己的过往，觉得现在不受重视，不愿意去参加社交活动，整天窝在家里，总认为别人冷落了自己，感到晚景凄凉，觉得只要子女离开了，自己就孤独无依。

2. "空巢"孤独感的形成

（1）认知错误。要知道子女离开家是为了创造更好的未来。子女总有一天要长大，要成家立业，可身为父母，却很容易突然不适应这样的转变。

（2）感情错觉。一个劲儿地想子女现在不在身边了，感情也会随之而去。

（3）执着于过去。家里不再像以前那么富有生气，倍感孤独。

（4）单纯排外。因为孤独而产生愈加排外的情绪。

3. "空巢"孤独感的治疗

（1）把握当今家庭发展规律

父母养育孩子十几年，孩子长大了，有了自己的家庭，脱离父母的怀抱，迎向更广阔的天地，这也是客观规律。

（2）理性看待孩子的"离巢"

孩子"离巢"说明孩子真的长大了。孩子一瞬间成大成人，父母也要随之调整自己的心态。但是在父母眼里，孩子再大也是孩子，总是为孩子担惊受怕。但是，孩子有自己的人生哲学，对生活有自己独到的见解，已经形成了一套适用于自己的处事方法，父母不要总是觉得孩子还没长大，什么事都还要父母负责才行。对待孩子固然要关心，但是不必太过。

如果孩子都长大了，事无巨细都还要父母打理，结了婚没有自己的房子，还和父母挤在一起；经济困顿，捉襟见肘，每月还要靠父母贴补过活。这只能说明子女没有担当，没有能力，这才是家门不幸呢。因此，老人们要为子女的外出打拼而欣慰，不要徒自哀叹。

此外，离巢还可以回巢。子女离家开拓自己的新天地后，父母还是可以通过各种途径与子女联系的，两代人甚至三代人之间要多加交流沟通，相互支持，平时在生活上多多关心和体谅，不要徒留误会，要让子女常回家看看。

（3）夫妻才是真正的终身伴侣

通常来说，孩子出生了，夫妻的心都渐渐偏向孩子，孩子是家里一切的重心，夫妻间相互的关怀体贴似乎少了。孩子离家了，老年夫妇就应该多多关心对方，互相慰藉，夫妇俩可以一起进行一些活动，增进夫妻间的感情，融洽夫妻关系，以此来填补因子女离巢而留下的空白。若不幸老伴儿先去了，可以考虑另行择偶，组建新家庭，重拾家庭的温馨气氛，让心灵不再空虚。

（4）扩大自己的交际圈，参加一些社会活动

独自一人倍感孤独时，试着多参与社交活动，广交朋友，与人和睦相处。首先要乐于助人，赢得真挚的友情，领悟生命的意义。其次也要有求于人，获得别人的帮助，自身也会从心底上感到充实。若自命不凡，遇到挫折还不低头，对于别人伸出的援手置之不理，最后只能是踽踽独行。

（5）开拓新的业余生活

在阅读、写字、作画、练琴、打拳、击剑、养花、饲养动物和写作等活动中得到享受，让自己走向更广阔的天地。

记忆障碍

日常生活中我们不难看到：老人在上厕所之前把老花镜放在书柜旁边，上完厕所回来却忘了眼镜放哪儿了。老年人往往会出现记忆力减退的现象，他们对越久的事情记得越清楚，可对新近的东西却并不是很容易记住，特别是人名、地名、数字等这些逻辑性不强的东西。日常生活中，这种健忘症容易引起不便，像是烧开水忘了关火；刚刚获知的新名字转眼又忘记；关门了才想起来钥匙还在屋里；眼镜就架在鼻梁上还四处找。种种这些问题一直困扰着老年人。

统计得出，和20岁的年轻人相比，70岁老人的脑细胞数量只有他们的85%，脑重量也下降10%左右；周围神经传导的速率也才到原来的90%，视力也不如原来，视力过0.6的大概只占一半多一点。记忆力衰退正是源于以上各种原因。

1. 老年人记忆的特点
(1) 从记忆过程来看

老年人的瞬时记忆逐渐衰退，短时记忆也就是不能保持1分钟以上的记忆，变化相对不大，长时记忆是老年人最容易遗忘的部分（指的是能在人脑中保持1分钟以上的记忆）。研究表明，老年人对过去很久的事情反而记得很清楚，中年时发生的事情记得很清楚，老年之后的记忆就迅速消退，往往记得混乱不清，只有零碎片段。

（2）从记忆内容来看

老年人的意识记忆（理解性记忆）保持得很好，死记硬背的机械记忆则忘得快。比如，老年人无法很好地记住人名、地名和数字这些毫无内在联系的东西。

（3）从再认活动来看

老人在再认活动方面（即对之前出现过的事物再次出现的认识能力）能够很好地保持，而在再现活动方面（指头脑中再次印象过去事情的活动）就很难保持了。

因此，老年记忆力衰退并不是所有方面都衰退，而是结构性衰退，多表现为长时记忆、机械记忆和再现记忆容易很快消退。

老年人记忆衰退主要是因为信息提取和再现机能的衰退，但不断加强复习信息可以让它更长久地保存下来。把握人的成长规律，多帮帮老人回忆以前的事情，能够对记忆力衰退的减缓有所帮助。

2. 老年人记忆的改善

为了减缓记忆衰退速度，老年人要勤用脑，大脑持续受刺激保持兴奋才灵活。同时，科学研究指出，食物治疗可以有效改善记忆。

(1) 补充卵磷脂

大脑中提高记忆力的重要成分——卵磷脂,被称为"智慧之花"。人吸收后会释放出胆碱,胆碱通过血液升华为乙酰胆碱,有助于人记忆力的提高,它可以减缓脑细胞的死亡和帮助老人保持良好的精神状态。鸡蛋、鱼、肉等这些胆固醇较低但含卵磷脂的东西要多吃。

(2) 多吃碱性食物

豆类食品比如豆腐等,还有芹菜、莲藕、茄子、黄瓜、牛奶等能够促进血液呈现弱碱性,此外,还有菠菜、白菜、卷心菜、萝卜、香蕉、葡萄、苹果等也能达到这个功效。适当加大摄入这些东西,身体自动调节为弱碱性体质,对于大脑发育和智力开发大有裨益。

(3) 多吃含镁的食品

核糖核酸是提高大脑记忆力的重要成分,而多摄入镁可以补充核糖核酸。老年人可以适当多吃麦芽、全麦制品、荞麦、豆类和坚果等富含镁的食物。

睡眠障碍

研究表明,相较年轻人一觉睡到天亮,老年人容易睡了一会儿就醒来,并且这种情况男性比女性严重。老年人还容易嗜睡或者不遵循生物钟睡眠,晚上睡不着,无所事事漫无目的地走动,甚至是吵吵嚷嚷,但是一到白天就想睡,萎靡不振。这些正是脑衰退的表现。

1. 老年睡眠障碍的类型

老年人的睡眠障碍包括三种。

(1)非病态睡眠障碍,比如,人到老年时期后,年龄越大,睡眠也随之越少;或者由于外界因素短时间的睡眠减少;或是一时的睡眠环境转变不适应引起的境遇性睡眠障碍,这些只是暂时性的不舒服。

(2)病态假性睡眠障碍,即一周以上的睡眠显著下降的主观感受,但是实际睡眠时间还是足够的,所以又被叫作缺乏睡眠障碍。

(3)入睡困难,主要是睡得迟、醒得早的情况。入睡困难指准备入睡到真正入睡之间的时间差达1小时以上,易醒则是睡眠时间比平时早醒 1 小时以上，且早醒次数多并且不容易再入睡。这种睡眠障碍对老年人的危害较大。

2. 老年睡眠障碍的病因

自身生理心理和外界环境因素等都可能导致睡眠障碍。

（1）生理方面

随着年纪增长，身体上的慢性疾病导致的疼痛、瘙痒、咳嗽、气喘、尿频、吐泻等问题；服用兴奋剂或长期服用药物后，突然停止也会引起睡眠问题。

（2）心理方面

老年人的心理比较脆弱，遭遇挫折后陷入消极情绪无法自拔，之前提到过的老年焦虑症等都或多或少会导致睡眠障碍。

（3）生活或客观环境的变化

比如，睡之前喝一些无助于睡眠的浓茶或咖啡，睡前太饱太饿太渴，离家去很远的地方引起的时差反应，不同地区气候适应等，并且老年人生理机能减弱，调适滞后，容易引起睡眠障碍。

3. 老年睡眠障碍的防治

（1）要形成良好习惯。老人睡前洗脚时用温水泡，充分按摩，血液才会更好地循环，疲劳才会消解，有助睡眠；晚餐吃得少一些，但也不要不吃；睡觉前不要喝无助于睡眠的浓茶、咖啡和酒等。坚持合理健康的作息，早睡早起，午睡半小时，形成好习惯。

（2）营造静谧的睡眠环境。调节好室温、室光，室内通风，清新空气，环境幽雅，被褥整洁干净，总的来说，营造一个舒适、安静的睡眠空间。此外，睡姿正确，最好右侧卧，不要仰卧或俯卧，保持良好的睡姿。

（3）睡前调适自己的睡眠状态。睡前不要太激动，保持心情平静，精神也不要太紧张，放轻松。就像《睡诀》里说的："侧睡时身体要曲着，平躺时身体要伸展，早起晚睡要遵循规律作息，先让心情平静，再合上眼睡眠。"心情平静有助于入睡。老年人倘若出现睡眠障碍，要学会调适，坦然面对，调节好自己的心态，积极治疗，否则积累下去会成大病，造成更严重的顽固性睡眠障碍。

老年痴呆症

老年痴呆症，顾名思义是在老年后发病的，是大脑机能衰退引起的心理障碍。

患有老年痴呆症的老人，先是人格上明显发生变化：患者突然表现出孤僻，不爱社交活动，自大等行为，不再关心周围事物，没有很好的社会适应力；对亲人不闻不问，容易激动发怒，大吵大闹，随便打骂人；情节严重的，不注重个人仪表，不爱卫生，收藏些没用的东西。

还可能会出现痴呆综合征，记忆力急剧衰退，越近的事情越容易忘记，远记忆也有可能随着病情恶化而发生障碍，出现了幻觉或是无法抽象想象，不能一分为二地看待事物，无法正确判断，疑虑不断。

这种病的一个表现是睡眠障碍症。病情严重的甚至会变得呆滞，最后封闭在自己的精神世界里，洗澡、换衣服、大小便都需要别人的帮助。

有报道显示，60 岁的老年人患上老年痴呆症的还是非常少的，65 岁以上的为 4%，75 岁以上的老人则容易得这种病，5 岁一个台阶，患病率增加一倍，80~85 岁老人的患病率高达

20%。从抽样调查统计得知,全球有2900万老年痴呆症患者,而我国就占了400万。专家们意识到这是全球面临的新危机。

1. 老年痴呆症的发病原因

引起老年痴呆症的原因很复杂。

进入老年阶段后,脑的神经系统机能发生衰退,脑细胞和脑组织萎缩导致脑功能紊乱。老年痴呆症也可能是与脑血管相关疾病的并发症,如帕金森病。酒精中毒、营养不均衡等也是引起老年痴呆的原因。同时,与遗传也有一些关系,有老年痴呆家族史的往往更容易发病,且女性要比男性容易发病。

最早50岁后才会出现老年痴呆,潜伏期隐蔽,发展期缓慢,逐步进行,早期多表现为健忘,渐渐地,老人会情绪不稳定、其他机能减退和人格改变。65岁以后严重损害身体机能的症状逐渐显现。

2. 老年痴呆症的预防

(1)心态乐观平和。要预防老年痴呆,坦然面对生活,保持积极客观的态度很重要。老年人要端正心态,乐观豁达,自信自爱,面对年龄坦然处之,让思维处于兴奋刺激状态,多读书,多看报,多思考,还要多多参与社交活动,与社会密切联系,随时活跃自己的脑细胞,减缓脑功能退化,减缓智力的退化。

(2)合理作息,锻炼身体。运动能够让生命焕发新活力,锻炼身体可以阻止衰老。老年人一般比较清闲,要制定一个合理的时间作息表，生活规律，这样有助于健康的保持。老年人最好多到户外去活动，不仅可以强身健体，而且能够促进血液循环，增加脑部活跃度，减缓痴呆速度。四肢运动对大脑有刺激作用，比如做一些转动手腕、抛球接球、左右旋转脚腕、脚尖绷直等训练动作。

（3）规律进餐，合理饮食。老年人不宜大鱼大肉，多补充新鲜的水果蔬菜和富含维生素、蛋白质和胡萝卜素的食物，充分补充大脑营养，能在很大程度上减缓脑细胞衰老的问题。老年人最好吃些清淡的食物，切忌烟酒，也不要暴饮暴食。

（4）家人要多关心老人的需求。老年人体力随着年龄增大而下降，患病概率也大大增加，亲人们更要对老人多加呵护关爱，儿女要及时感知老人的心理状况和内心需求，确保物质精神双保障，促进老年人身心健康。此外，还要充分尊重老人，不要不闻不问，将老人抛至一边。

第七章

游刃有余:解决交际中的心理困扰

认识一个人强过防备一个人

社会只要存在，人们相互之间的是是非非就会一直存在。无论哪个人都不敢保证从降生人世的那天起，就不与人、社会发生纠葛。所谓的爱恨情仇，都是在有了人与人之间的交际和纠纷之后才会展现出来的。再加上环境的急剧变化，人与人之间的各种关系形态更加复杂，阳奉阴违的朋友会在对方有困难的时候背后插一刀；"锦上添花者"可能在朋友的伤口上撒盐；花言巧语者可以为某些目的而陷害别人；同心同德者可能会反目成仇；目空一切的人乍一看很聪明，其实很笨；鲁莽的人表面上很勇敢其实很怯懦……

人与人之间必然存在着不同，这是不可否认的事实。人群中也不可能是每个人都适合做朋友的，人的兴趣爱好相差十万八千里。有的人对我们来说，就像互不相交的两条平行线，各自向着自己的目的地前进，一辈子都不可能产生交集；而有的人，在我们的生命中留下不可磨灭的烙印，这些人包括相知相携的朋友、互相掣肘的对手。

人要生活就要交友，但是在交友的途中我们可能都会意气用事，受情境的影响或迷惑而产生错觉，交错朋友。这就要求我们一定要有一颗识人的心。

怎样才能分清楚我们身边的人呢？

最主要的是分清与我们交往的人最初给人的感觉是怎样的。

由于工作的原因必须相处的人，最多算得上是一个工作伙伴，彼此之间需要的是合作上的默契，讲求的是那种达成较好配合的技巧，在感情的纠葛中自然就不需讲究得太多。只要能愉快地合作，就不用去管是否志趣相投，互相之间应该有一个相对安全的距离。在工作中存在着太多的利益冲突，而在利益面前一定要做出选择的时候，人自私的一面难免会暴露出来。若在产生冲突之前维持着一个相对安全的距离，你就不会因感情用事而蒙蔽了自己的双眼，就能清醒、冷静地做出不会后悔的判断和防护，这样你也就进能攻退能守，不至于受到伤害。否则，轻则会对你造成情感的伤害，重则将会给你带来很严重的打击。

当年管宁与华歆，是特别好的一对知己。后来管宁与华歆割席分坐，断绝来往，不过是因两件小事而起。一件是两人在锄地时，将一块金光闪闪的金子从土里挖掘出来，管宁视而不见，挥锄如故；华歆却十分开心，拿着金子喜笑颜开。另外一件事就是他们在读书时，一位高官显贵从家门口走过，管宁充耳不闻，华歆却丢下书，带着崇拜的神情，前去看热闹。待华歆看后回来，管宁已割席分坐了。

察人于细微，从这些小事情便可得知华歆的人生方向，管宁的眼光实在是令人佩服。

真正的知己是因为相同的爱好而投缘的，彼此间不会计较得失，追求的是心灵上的契合。其情感如陈年醇酒，越陈越香，讲究的就是君子之交淡如水的境界。也许在你成功时，他会忘记送你鲜花，但在你失意时，他一定是永远陪在你身边的那个人。这样的朋友是上苍馈赠给我们的礼物。没准在你一生中都难以遇见这样一个知己，如果有幸遇上，那么你一定要付出真心对待这个人。

如此来说，识人比防人重要得多。因为防人是一种被动的姿态，虽然这能够让你避免受伤害，也是最为保险的办法，但却会让你像背负重壳的蜗牛；识人却是积极的为人姿态，用一颗真诚的心与人相处，取长补短，趋利避害，这样才可以让自己的人生充满欢声笑语。

有诚信才会有友情

从道德范畴来讲,一个人的第二个"身份证"就是诚信。一个讲诚信的人待人处事真诚,讲信誉,诚实守信,一言九鼎。诚信是立身之本。如果一个人终日谎话连篇,其德行必然值得怀疑。所以在我们择友时,一定要看对方是否诚信。

诚实守信是交友的基础,必须以"与朋友交,言而有信"来要求自己,才能达到"朋友信之"、鼎力相助、两肋插刀。否则,人们之间充满虚伪、欺骗,就绝不会有真正的朋友。

朋友之间必须诚实忠信,如果你受到了朋友的欺骗,那么你就该对你们之间的友情有个清醒的认识和反思。就像《礼记·儒行》中所说:"久不相见,闻流言不信。"意思是说就算彼此之间很久没有见面,在听说朋友的一些流言蜚语后,仍能互相信任,这才是真正的朋友。

很多时候朋友是应该互帮互助的,这样也会使彼此之间增加了解和信任。但是在与朋友的相处中,你一定要看看对方是否讲诚信。如果对方是个诚信的人,那么,帮什么样的忙,如何去帮,能让你有个冷静的头脑,否则你就要量力而行,避免让自己身心疲惫,让你们之间的友情成为一种负担。

有很多方法能判断一个人讲不讲诚信,传统的方法是通过长期的交往来认识,或通过相互有联络的人际交往圈来了解。根据人们以往的阅历和经验,总结出以下几个方法:

1. 看对方是否遵守时间

守时的人都是言而有信的,特别是约好时间在某地见面的情形下,他一定会按时前往,要是无法准时到,一定会提前通知你,告诉你迟到的原因以及他何时能赶到约定地点,并表示出自己的歉意。这样的人在诚信方面自然也不会有太大的问题。一个人要是没有时间观念,赴约时经常迟到,那么这个人必然是一个缺乏责任感的人,那就要怀疑这个人的诚信状况了。越不守时的人,其诚信程度越低。

2. 注意一个人的言谈举止

一般人不经意间流露出的举止言谈也会反映出他的诚信程度,具备以下几种情况的人,要警惕他的诚信状况。

(1) 经常发誓的人。这类人为了获得某种利益,会毫不犹豫地以誓言的方式向他人做出承诺,自然而然地形成了发誓的习惯,最后又不能完成许诺,之后又会重复性地发誓,周而复始。因此,喜欢发誓的人应警惕。外国有句谚语:"撒谎的人总爱发誓",说的就是这类人。

(2) 夸夸其谈的人。这种人只会耍嘴皮子,没有实际的作为,说起某些业务或话题头头是道,听起来内容广泛,前景美好,但却不具备实施的可能性。

(3) 攀权附贵、狐假虎威的人。这类人往往绞尽脑汁想证明自己的水平多么高,社交关系多么广泛,从而谋取不当利益。他们会经常向别人说自己是某个大官或者富翁的朋友、亲属等,其实,他和这些人没有任何关系。对这类人还是离得远点为好,否则,轻则浪费时间,重则上当受骗。

(4)眼睛是心灵的窗户。一个人的眼神能不由自主地反映出这个人的内心,"贼眉鼠眼"说的就是这个道理。诚信度极差的人的眼神就是这样的。他们的眼神总是飘忽不定,像是在刻意躲着别人。有这种眼神的人,其内心往往有鬼,因此会不敢正视他所侵害的人的眼睛,稍加注意就能轻易发现。如果遇到这种眼神,你就要当心了。当然,这种判断只适用于一些心理素质较差的人,对一些心理素质强的人就没用了。

有距离,更好做朋友

人与人之间要保持距离,朋友之间也需要距离。但是,不管是物理角度的距离还是心理角度的距离,都只是让你为自己的心灵设置一道戒备的防线,并不是疏远你的朋友。"距离"没有什么严格的限定,它是随着人和环境的变化而变化的。掌握好朋友之间的距离,你就懂得了尊重与被尊重,就能更好地处理与朋友之间的关系。

如果太接近,友情就会出问题。交友这件事不能强求,不可太心切,因为不是什么样的人都可以成为你的朋友的。即使是特别要好的朋友,也应该随时保持距离,因为距离才能维系朋友间的友情。车与车太近,出事故的可能性就大;人与人太近,也就更可能出现矛盾。

在人际交往中,如果你与某个人的关系没有到非常亲密的程度,那么就不要每时每刻都待在一起,应该有属于彼此的独立空间。很多朋友间的友谊不能长久发展,就是因为人们往往给友谊留下的生存空间太小了。

人与人之间的距离太大,双方之间就会有隔阂;如果距离太小,又会失去吸引力和神秘感。在你的身边,也许曾经看到过朋友面对友谊破裂之后的伤心,看到许多特别要好的朋友在分道扬镳后成了敌人,在这样的情况下,你还敢坚定地说"友情无间"吗?

有人认为,关系亲密的朋友,就应该形影不离。可事实其实并不是这样。朋友之间互相关心和帮助,有福同享有难同当,想法是很好的,但由于双方太过接近,就会让彼此感到不自由,从而产生厌恶心理。另外,因为过于亲近,双方都会不自觉地模仿对方,自己慢慢地就容易失去个性。原来相互吸引的个性不见了,双方之间的情分也就变淡了。

有位心理学家说过这样一句话,有差别的地方就会产生距离,这是无法改变的事实,再相似的两样东西,关系再近的两个人,彼此之间也应该保持一定的距离。两个人过于亲密,友情必然会出现问题。

有这样一句话:"友情的保持是需要距离的,有距离才会有尊重;有尊重,友谊才会地久天长。"如果两个人混熟了,就很容易失掉分寸,便会变得不分彼此。在你的身边也许会有这样的人,他们认为自己为人豪爽,借你的东西不知道珍惜,久借不还甚至随手拿走;你不在的时候,随便翻你的私人物品……这样的朋友,往往是最容易散的。

没有距离就没有朋友,双方都要认清彼此,分清各自的角色、财产、生活圈。

(1)把握好与朋友之间的空间距离和心理距离

你应该有过这种感觉,如果你跟自己的朋友整天待在一起,即使是最要好的朋友,话题也会变得越来越少,有时还会对对方感到反感,甚至会发生冲突;然而对于身处异地的朋友来说，在难得一见时，因为彼此相互牵挂，就会有道不完的朋友情，说不完的新感受。两种现象的根本原因就在于，前者没有距离，所以关系乏味；而后者之间有了距离，双方也就变得亲密了。

（2）尊重对方的兴趣和生活习惯

有的人喜欢跟与自己的兴趣爱好有距离和差异的人相处，他们觉得这样很有意义。彼此之间爱好不同，在交流的过程中，会表达出各自不同的见解和兴趣爱好，改变自己以往单调的生活，从中得到更加广阔的见闻。但要记住一点，你必须学会容忍对方跟你的意见和习惯不同。

（3）朋友之间要能够分清亲疏远近

有人认为朋友之间应该不分你我，否则会显得太生分。其实如果到了无话不谈的地步，朋友之间反而极易产生矛盾和摩擦。没了距离，肯定会影响双方的私人领域，给彼此造成不愉快。

（4）随时随地懂得维护朋友的自尊，掌握好彼此间的距离

朋友之间关系再密切，也要互相尊重；关系再融洽，朋友的私人物品也不能随便"共享"，因为每个人都有自己的隐私，不容他人侵犯。

总之，再要好的朋友也要保持距离，距离产生美，有距离才能达成长久的协调和默契。朋友之间尽管有不少相通之处，但也要有各自的天地。要尊重朋友的私人空间，不能做任何事情都拿自己不当外人。同样，你的朋友要是这种人，你最好适时疏远，捍卫自己的私人空间。

懂得关心对方，满足对方的需要

从心理学角度来分析，人类从生命起源之初便蕴含着感情细胞，当外界的某些因素刺激这些感情细胞后，人的内心深处往往会出现一种感激之情以及行为上的"报答"现象。特别是当对方感觉你在真心地帮助他、关心他的时候，其内心产生的感情负债感会加重。在这种负债感的驱使下，人们便会心甘情愿地帮助对方做很多事情。

孟子曰："爱人者，人恒爱之；敬人者，人恒敬之。"由此可见，如果你能够经常对别人表示出关心和爱护，那么别人对你也会有同样的举动。通常来讲，当你平时的关心以及鼓励日渐汇聚在他人身上时，对于对方而言，其内心就会充满感激之情，受过你帮助或恩惠的人以后会试图采取各种办法回报你，如果他们碰上一个能够回报你的机会，往往会毫不犹豫地行动起来，帮助你解决工作生活中的困难，提升你事业与人生的高度。

中国自古就有"滴水之恩，当涌泉相报"的感恩思想。由此可见，助人为乐不仅仅是一种道义上的要求，更是一种理性的人脉投资方式。因此，在生活中，无论你是否有求于对方，都应该尽量满足对方的需要，对对方多一份关爱。只有这样，才能激发别人回报你更多的关心。如果生活中能尽量帮助别人，你也会处处得到别人的帮助，你事业成功的概率也就更大了。在现实的人际交往中，一个成功的人往往都有独特的关心他人的方法。

从人际的相对关系上来讲，关心别人就是关心自己，因为只有你关心别人了，别人才会在你需要的时候，关心你、帮助你，加倍地回报你。这种因为关心的互惠性产生的巨大影响，不仅体现在名人身上，在日常生活中也随处可见。

格林维尔从父亲的手中接过了一家食品店，这是一家古老的食品店，很早以前就存在并且出名了。格林维尔希望它在自己的手中能够更加发展壮大。

一天晚上，格林维尔在店里收拾，第二天他将和妻子一起去度假。他打算早早地关上店门，以便为度假作准备。突然，他看到店门外站着一个年轻人，面黄肌瘦、衣衫褴褛、双眼深陷，一个典型的流浪汉。

格林维尔是个热心肠的人。他走了出去，对那个年轻人说："小伙子，有什么需要帮忙的吗？"年轻人略带点腼腆地问道："这里是格林维尔食品店吗？"他说话时带着浓重的墨西哥口音。"是的，"得到了肯定的回答年轻人更加腼腆了，低着头，小声地说道："我是从墨西哥来找工作的，可是整整两个月了，我仍然没有找到一份合适的工作。我父亲年轻的时候也来过美国，他告诉我，他在你的店里买过东西。哦，就是这顶帽子。"

格林维尔看见小伙子的头上果然戴着一顶十分破旧的帽子，那个被污渍弄得模模糊糊的"V"字形符号正是他店里的标记。"我现在没有钱回家了，也好久没有吃过一顿饱饭了。我想……"年轻人继续说道。

格林维尔知道了眼前站着的人只不过是多年前一个顾客的儿子，但是，他觉得应该帮助这个小伙子。于是，他把小伙子请进了自己的店内，好好地让他饱餐了一顿，并且还给了他一笔路费，让他回国。

不久，格林维尔便将此事淡忘了。过了十几年，格林维尔的食品店越来越兴旺，在美国开了许多家分店，他于是决定向海外扩展，可是由于他在海外没有根基，要想从头发展也是很困难的。为此格林维尔一直犹豫不决。

正在这时，他突然收到一封从墨西哥寄来的信，这封信来自墨西哥一家大公司的总经理，他在信中邀请格林维尔来墨西哥发展，与他共创事业。这对格林维尔来说真是喜出望外，而这个大公司的总经理正是多年前他曾经帮过的那个流浪青年。有了那位年轻人的帮助，格林维尔很快便在墨西哥建立了他的连锁店，而且发展得异常迅速。

其实，和人交往取得成功的第一步，就是在于你看待别人的方法以及你由此所表现出来的态度。无论是孩子还是成人，名人还是乞丐，他们的内心都很渴望得到别人的承认，被人接受。现实的人际交往中，我们更应该抱着相互欣赏的眼光去看待我们身边所有人身上的优点,这不仅体现了自己宽广的胸怀,对别人来说也是一种信任和尊重。

从心理学上来讲,人与人之间的交往具有互惠性。人们往往存在着一种互惠的心理。因此,只要你帮助过别人,那么当别人感觉到亏欠你并真心诚意地想帮助你、支持你时,你想推都推不掉;相反,当你与对方没什么交情,而你又想向对方索取他也想要的东西时,对方很难会将他喜欢的东西给你。即使你有再多物质或者金钱上的付出,也未必能如愿以偿。

戴尔·卡耐基曾说过:"如果一个人真的关心别人,那么他在两个月内所交到的朋友,要比一个总想让别人关心他的人,在两年内交到的朋友还要多。"因此,在人际交往中,我们不妨学会多关心人、体贴人、爱护人,只有这样,你做起事来才会事半功倍。

学会倾听,表达信任

著名美国心理学家马斯洛的需求层次理论告诉我们,尊重需求(包括受人尊重和自我尊重)是每个人的基本需求之一。在人际交往中,说话者总希望自己的话能引起对方的兴趣、注意和肯定。如果你把说话的机会尽可能地让给对方,并专注倾听,坦诚地同对方分享喜悦,分担痛苦,表达信任,交换信息,就会使对方对你产生亲近感和知遇感。

在我们的日常生活中,难免会遇到各种各样的事,有些事确实不是那么容易解决的,而在这个时候,忍耐就成了一种十分平常的形式,俗话说"忍一时风平浪静,退一步海阔天空"。所谓耐烦就是能够在自己已经对某一类事物、某一些话语、某一种情景感到非常不适,甚至心烦意乱的时候,仍然保持一种十分平和的态度,能够克制住自己心里不甚满意的情绪。

在任何情况下,厌烦都是引起人生烦恼的一个重要的不良原因。而耐得住烦,则正是针对这一现象而言的,它就是要在心情比较烦躁的时候,能够忍得下来,不发作、不生气,这样一种精神品质无疑体现了一种人生的修养和境界。

实际上，所谓的耐烦在心理学上的应用非常广泛，它就是不少心理学书中讲的一种"倾听的艺术"。在一些心理咨询和心理治疗诊所里，不少高明的医生心里都非常清楚，有的心理病人来到诊所看病，并不一定要你给他开什么处方、拿什么药，而仅仅希望得到一种理解和同情，能够得到别人的倾听。

在很多情况下，你的朋友找到你，并不是一定需要你给予他多大的帮助。他并不指望那些，他只是希望你能够认真地倾听他的观点、想法。在这种时候，你不一定要过多地说什么，或者是评论什么，只需耐心听他说完，不住地报之以"嗯"的似是而非的认可声，让他知道你是在倾听他的言语，这就足够了。如果他觉得你的确是在仔细地聆听，那么在他把心里的话倒完了之后，情绪也就自然好起来了。

其实，简单的心理咨询工作并不一定非要找专业的医生，这个工作几乎我们每一个人都是可以胜任的。只要我们在工作单位、家庭中、朋友间能够做到耐烦，必定会从中大获好处，并得到一种自我满足，不但充实了自己，也会和他人建立良好的关系。只要我们肯贡献出耳朵和时间，你就会赢得一颗真挚的心。

学会了倾听才能赢得尊重，倾听本身就是对对方的尊重，"敬人者，人恒敬之"，尊敬别人的人当然会赢得别人的尊重。诉说是人的天性，而倾听则是一种修养，一种美德。

善于倾听，表明自己谦虚，表明对谈话者的尊重，还表现出对朋友的真诚与友好，并能共同营造积极和谐的交际气氛。倾听者一个点头，一丝微笑，一个眼神，都会使对方感到朋友的信任和知音的难得，进而使谈话者对倾听者产生敬重之情。

古话说"兼听则明"，善于倾听别人的意见、议论、反映，从别人的话语中了解情况、吸收养分，从中受到启迪、开拓思路，有助于工作的进行和事业的成功。当有人请求日本松下幸之助用一句话来概括他的经营诀窍时，他说："首先要细心倾听他人的意见。"从交谈角度讲，由于人们思维的速度比说话的速度快四五倍，听者可随时利用听话的间隙将说话人的观点与自己的看法比较，回味说话人的观点和意图，了解对方的兴趣所在，预想自己将要阐述的观点和理由，将一次交谈引向预定的目标。交谈得当，成功离你还会远吗？

回想一下你喜欢的人，我敢肯定，他们一定有个共同的特点，那就是——能认真倾听你说话。这门艺术不仅需要耐心倾听，还需要善用肢体和表情传达反馈的信息。

不要在别人说话的时候打断别人，而接着由自己发挥。这种不礼貌的行为会扰乱对方的思路，或者抢了对方的风头，因此让他耿耿于怀。时刻记住：当别人说话时让你的耳朵保持顺畅。即便对方言语乏味，你也要耐心聆听。因为别人对你说的话不会感兴趣，除非他已经说完。

不管你的地位高于还是低于对方，都要特别注意自己听话时的诚意和态度，且必须以真诚、虚心的态度来对待，否则你永远不能了解到隐藏在这些言语后面的真实情况和别人内心的想法。面对下属的牢骚或抱怨，甚至是偏激的用语，上司如果态度冷漠，摆出高傲的姿态，爱理不理，他将失去了解隐藏在这些怨言背后情况的机会；当孩子兴致勃勃地讲述和表达自己观点的时候，如果父母心不在焉，根本就不当一回事，时间一长，孩子就会疏于和家长交流；如果老人的叮嘱经常被晚辈认为是废话，两代人之间的代沟会越来越深；夫妻如果不屑于听取对方的建议，终会因为不信任产生隔阂。

倾听别人谈话时，你不能只是被动地接受。除了用言语表示你的意见，你还需要用肢体语言反馈你的信息，如，眼睛注视着对方，表示对他的话感兴趣。若东张西望，一副心不在焉的样子，或者一会儿看看手表，这就是在告诉别人你觉得很无聊，不想再继续听下去了。只有说"左耳进，右耳出"，没有说"左眼进，右眼出"的。

坐直了，不要弯腰驼背，无精打采或者随意散漫的样子只会引起别人的反感。身体稍微向前倾斜，表示更加专心。不要做修剪指甲或者打哈欠的动作。让你身体的每个部分都成为注意倾听的一部分。

让你的表情和对方的神情与内容一致。如果对方说出的是幽默笑话，而你却一脸愁苦，别人势必认为你在想自己的心事。如果对方讲到紧张处的时候，你能屏声静气，那无疑会让对方产生一种成就感。总之，用你所有的感官去倾听，这样才是真正充分利用了这门艺术，并发挥到了极致。

交际中要学会与人为善

孟子曾经说过:"君子莫大乎与人为善。"善待他人是人们在寻求成功的过程中应该遵守的一条基本准则。在当今这样一个需要合作的社会中,人与人之间更是一种互动的关系。我们善待别人、帮助别人,才能处理好人际关系,从而获得与他人的愉快合作。那些慷慨付出、不求回报的人,往往更容易获得成功。

与人为善是做人的一种积极和有意义的行为,它可以为自己创造一个宽松和谐的人际环境,使自己有一个发展个性和创造力的自由天地,并享受到一种施惠予人的快乐,从而有助于个人的身心健康。与人为善可以给我们带来好心情,还可以给我们带来身体上的健康。研究表明,人的心理活动和人体的生理功能之间存在着内在联系。良好的情绪状态可以使生理功能处于最佳状态,反之则会降低或破坏某种功能,引发各种疾病。美国耶鲁大学病理学家对7000多人进行跟踪调查,结果表明,凡与人为善的人死亡率明显较低。

现实生活中,有些人不讨人喜欢,主要原因不是大家故意和他们过不去,而是他们在与人相处时总是自以为是,对别人百般挑剔，随意指责，人为地制造矛盾。只有处处与人为善，严于律己，宽以待人，才能建立与人和睦相处的基础。在很多时候，你怎么对待别人，别人就会怎么对待你。这就教育我们，要待人如待己。在你困难的时候，你的善行会衍生出另一个善行。

尊重他人，善待他人，以善为本才是我们为人处世的准则。与人为善并不是为了得到回报，而是为了让自己活得更快乐。与人为善其实极易做到，它并不要你刻意做作，只要有一颗平常心就行了。有这样一个故事。

一个人做了一个试验，他早晨上班来到办公室的时候，对周围的同事微笑了一下，没想到，却带来了意想不到的效果，他的上司看到他时对他也笑了一下，他的上司可是很少对下属笑的。这个人这一天的心情特别好，平时那种冷冰冰的感觉没有了，他感觉周围的人都很亲切。

其实，就因为他早晨的那个微笑，感染了身边的其他人。你在日常工作和生活中，想丰富你的生活，实现你的价值，而这一切的实现，归根结底，都来自于你是否善待他人。与人为善使你有一种充实感，你知道没有很多人会故意和你过不去。与人为善不仅给你带来财富，还使你拥有被他人喜爱的充实感。

良好的人际关系不单单是行动上做出来的，更是从心底里流出来的。这句富有哲理的话告诉我们：在人际交往中要与人为善，用心和他人交往。在追求成功的过程中，任何人都离不开与他人的合作。尤其是在现代社会，如果你想获得成功，就应该想方设法获得周围人的支持和帮助。生活就是这样：对人多一份理解和宽容，其实就是支持和帮助自己，善待他人就是善待自己。如同中国有句古语说的那样："授人玫瑰，手留余香。"

交际心理的"亲和动机"

在生活中,人们害怕孤独或深感力量单薄,因此,具有需要与他人在一起的渴求以及愿望。人们希望通过交际获得心理上的平衡。这在心理学上也被称为交际心理的"亲和动机",这是人类普遍具有的最主要的动机。

在开往学校的列车上,上官雪灵一个人静静地坐着,没有任何朋友相伴。不过上官雪灵并不孤独,因为短短的半个小时之后,她很快和坐在对面的男孩葛晓天聊上了。葛晓天同上官雪灵一样,是某高校的在读学生。在交谈中,上官雪灵知道葛晓天也喜欢文学,还曾在某家杂志上发表过几篇文章。于是他们找到了共同话题,愉快地聊开了。11个小时之后,当上官雪灵要下车时,葛晓天帮她把行李拎下车,并与上官雪灵交换了电话号码。

心理学认为,在人们的交际中,亲和动机表现为多种多样的形态:求生动机、安全动机、对比动机、归属动机、自我实现动机等,而这些主要源于需要的多层次以及多结构性。上面的例子中的上官雪灵在列车上与陌生人交往就体现了一种亲和动机，特别是当人在孤独的时候，需要通过这种交往寻求心理上的平衡，获取认同感。在这种动机的诱导下，上官雪灵摒弃了孤独，因而也获得了一种心灵上的安全感。

关于亲和动机的理论问题，心理学家对此进行了以下阐述：

有心理学家这样认为，亲和动机出自人的本能。古希腊著名哲学家亚里士多德认为，人是天生的"政治动物"。正是这种本能作用，才有了人与人的接近，也才能组成家庭以及各种社会组织。而英国心理学家麦独孤则把人的竞争求食、驱逐、求偶、好奇、合群等18种行为归结为人的本能，他指出其中人类的合群倾向促使人的亲和动机产生。

不过，也有学者认为，亲和动机是生存的需要。古希腊哲学家柏拉图认为，人的相互亲近主要是为了生存。我们认为，求生虽不是亲和动机产生的唯一条件，然而它却是重要条件之一，至少在人类的发展史上曾经有过，特别是在人类发展之初，人们相互亲近，以联合的形式进行斗争，以求得生存的条件和权利，这是一个不争的事实。即使生存问题解决以后，为了高层次的需要，产生亲和动机，与生存论也没有相悖之处。

同时，也有不少学者认为亲和动机为了社会交换的需要。著名心理学家霍曼斯认为，人与人之间的相互酬赏，包括物质上的报酬以及满足对方心理需要的语言以及非语言活动，这些是亲和动机产生的原因。在一些心理学家眼中，人与人之间的交际，需要付出，同时也需要索取，这就必须进行金钱、时间以及劳动等方面的交换，以此来维持相互的亲和关系，其实，这是较高层次的亲和动机。

不过，需要指出的是，上述阐述只是着眼于宏观现象，实际上人类的亲和动机是一种十分重要同时也非常复杂的衍生动机，它涉及各个方面的需要。总之，人类社会总是不断前进与发展的。从社会学上来讲，社会的发展取决于人类的团结和进步，社会的发展需要人与人之间友好相处，宽容大度，互相影响又相互作用，需要充分发挥群体的智慧与力量。

从人际上看，亲和动机是一种重要的社会性动机。当它引发的亲和行为得以顺利进行时，个人就感到温暖、安全、有信心；当亲和行为受到挫折时，个人就感到无助、孤独、焦虑和恐惧。

据相关资料显示，中国当代大学生中59%主张广交朋友，具有一般交友意识的也占有较大比例，相比之下，也仅有3.3%的大学生对交不交朋友抱着无所谓的态度。

从上面的调查我们可以了解到，珍惜友谊、与人亲近是主流。然而他们的亲和动机各不相同，有以吃喝玩乐为目的的，也有择其善者而从之的，而总的趋势还是以人缘型为标准，重视个人品质修养的。在现实的人际交往中，如果我们能端正动机，真正把亲和动机作为寻求、建立以及发展友谊的动力，那么就可以集思广益，增强力量以及勇气，发挥亲和动机的积极作用。

第八章

追求卓越：摆好职场中的心态

工作心态决定着你的工作极限

据一份调查报告称：微软的员工说，忍受微软就是忍受每天工作12小时、每周工作6天的生活。这也让我们不得不怀疑工作的真正目的以及心理动向。到底是为快乐而工作还是为痛苦而工作？其实，职场中很多人最主要的"累"不是因为工作紧张与压力，而是"心"苦以及"心"的疲惫，这些主要是受到领导压制以及同事之间钩心斗角等各方面因素影响而造成的。

职场上几乎每天都会有未完成的任务，没有达标的销售额、潜在开发的客户以及等待完结的书稿等，这些势必需要职场中的人们用更多的时间以及精力来完成。可是，工作是必需的。现实中，每个人都需要工作，工作是人生路上不可或缺的历程。它不只是经济生活的来源，同时也是人际接触以及充实感的依托。面对烦琐的工作，你最需要的是保持良好心态，特别是用勤奋去实现你既定的目标。正所谓"勤能补拙""天道酬勤"，不管是生活上还是职场上，任何意义上的成功都是要以人勤奋执着的付出作为代价的。

在职场上，当你面对似乎永远没有止境的工作的时候，不应该抱怨与气馁。完成工作完全取决于我们自己努力的程度以及想要达到的高度。总之一句话，你的工作极限取决于你自己。

人们在工作中往往会遇到这样的情况，认为自己已经尽了最大的努力，可是依旧于事无补。于是，我们完成不了的事情也就产生了。其实，只要你肯去努力的话，职场上的这些所谓的不可能的事也是可以转化为可能的。世界上没有绝对的可能与不可能的事情，也就是说，任何一种两极的事物都是可以互相转化的，可能可以转化为不可能，不可能也可以转化为可能。而这一切的转化在很大程度上取决于你的态度。

布莱恩曾是一家报社的职员。在他刚进入报社时负责推销广告业务，仅从广告费中抽取佣金。这就意味着如果广告业务推销不出去，自己之前的努力都是白费。因而，布莱恩全身心地投入广告推销的工作中。他把客户的名字清晰地列在名单上，在出门工作前念上10遍，然后信心百倍地鼓励自己，"在本月之前，他们将向我购买广告版面"。

果然，靠着自己的智慧和努力，布莱恩在第一个月与20个"不可能的"客户中的3个谈成了交易；接下来的几天，他又成交了两笔交易；到第一个月的月底，20位客户中只剩下一个还没有买他的广告。然而布莱恩并不就此善罢甘休，他发誓要把这一个不可能的客户也争取过来。于是第二个月，布莱恩依然把那个不可能的客户列入自己的工作计划中去。他每天早晨敲开那个客户的房门都会听到很响亮的一声"不"。每次布莱恩都假装没听见,第二天继续拜访。谁知这个月的最后一天,当布莱恩再次敲开房门时听到的却是和以往不一样的缓和语气,"你已经浪费了一个月的时间来请求我买你的广告,我想知道你为什么要这么做",那个人很好奇地问。布莱恩说,"我并没有浪费时间啊,我在向你学习,我就是要让自己在绝境中求生存,而你就是我最好的老师"。那位商人点点头,"我不得不说,你也成了我的老师,你已经教会了我坚持不懈地努力这一课"。布莱恩的勤奋和锲而不舍终于使不可能变为可能,那个商人最终答应购买一个广告版面。

职场中,很多人总是感觉到疲惫不堪,甚至有很多人对工作产生了抵触心理,更严重者甚至引发"上班恐惧症"。职场上各种不快乐的心情互相影响,使很多人都感到"累"。其实,学会坚持,以饱满的热情投入工作,一定可以有意外的惊喜和收获。

曾经有一位年轻人刚从学校毕业后到一家石油公司任职。在工作的第一天,他的领导便要求他在限定时间内登上几十米高的钻井架,将一个包装精美的盒子送到顶层主管的手中。这位年轻人气喘吁吁地跑到顶层主管那里,让主管在盒子上签字。签完字后,主管吩咐年轻人从原路返回送到工头的手中。这位年轻人接到命令立即迅速跑下舷梯送给领导。领导草草一看依旧原封不动给他，让他再交给顶层的主管。就这样往返了两次，直到第三次，当浑身已被汗水浸透的年轻人把盒子给主管时，主管这回吩咐他把盒子打开。年轻人看到一罐咖啡与一罐奶精，年轻人再也按捺不住心中的怒火，等到主管吩咐他去泡杯咖啡时，年轻人用力将盒子摔到地上。面对这位年轻人的怒火，主管失望地摇摇头说："你无缘喝到自己泡的美味咖啡了。我们是海上作业，必须要练就员工的抗压能力，我们是对你进行承受极限的训练。原本你前面三次都通过了，可只在最后一步你却放弃了，只差那么一点点，你可能不适合这份工作。"

确实，在现实的工作中我们难免会碰到这样那样的困难及问题，而怎么去解决这些问题关键还是在于你的工作态度，或许只要你再努力一点，再勤奋一点，再坚持一点，那就会出色地完成任务。相反，只要你有逃避或者放弃的心理，那么你肯定不能完成上级领导交给你的任务。其实，当你在职场中遇到难题的时候，可以转换一下心态，学会享受工作的成就感和乐趣。

工作宛如我们手中的一件艺术品，因为我们的精心雕制而精美珍贵。因此，我们要善于发现工作的乐趣，把工作当成一项有趣的事情来完成。如果工作是我们笔下的一幅写意画，那么它就会因为我们的添姿添彩而丰富生动，因为我们的辛勤劳作而富裕充实；如果工作是我们主演的一段人生直播剧，那么它也会因为我们每一个人的倾心演绎而精彩绝伦……

玛丽·简的丈夫因病去世，留下一大笔拖欠的医药费和两个年幼的孩子。更糟糕的是，玛丽·简接手了一个"争权夺利、反应迟钝、贫乏消极"的团队。对工作的环境，玛丽·简在日记中记录道："工作中发生的任何情况都不能使他们兴奋起来。我下属有30名员工，其中多数工作不饱和、做事缓慢、效率很低。他们中的很多人多年一直重复着节奏缓慢的工作，简直是无聊至极。当我在小工作间走动时，空气中所有的氧气都好像被抽走了，令人几乎不能呼吸……"

一次午餐时间，为了逃避"三楼"那令人窒息的气氛，她离开了办公大楼。闲逛中，她走进了派克街鱼市，这里充溢着的快乐情绪和充满活力的气氛深深地打动了她。一个叫罗尼尔的鱼贩子向她讲述了这里的过去和现在，她才了解到派克街鱼市也曾经和其他市场一样，重复着简单的工作和百无聊赖的时光，不过一次快乐工作的讨论改变了这一切，并使得派克街成为世界著名的旅游胜地。

此后，在反复的接触中，她从鱼市学到了以下几条重要经验。其中一条就是选择自己的态度，其内容是这样的：即使你无法选择工作本身，你可以选择采用什么方式工作，用玩的心情对待你的工作，快乐每一天；把你的注意力集中在快乐的工作上，就会产生一连串积极的情感交流。带着阳光、带着幽默、带着愉快的心情对待每一个人。

在职场生活中，视工作为乐趣的办法，不仅能够改变我们面对工作的态度，同时也能激发我们对生命的热忱，更能成为事业发展的动力源泉。

其实，当你面对职场中不良情绪的时候，你可以运用比较法来缓解一下心里的那些不快乐因素。相比于过去的工作状况，现在已经是得到非常大的改善了。现在人们工作的时候，往往是吹着空调，坐在明亮的办公室办公。相比之下，你应该感到满足才对。同时，你也可以与那些失业者对比一下，他们或许为了一份工作已经苦苦寻觅了许久，而相比之下你却拥有一份稳定的工作，因此，你应该感到快乐才对。

那么，怎样才能保持职场的快乐心态呢？对此，专家提出了以下几点的建议。

1. 调整心态，积极面对

在职场中你要调整心态，积极面对工作中的一些问题。任何人都有可能做自己不喜欢的工作，虽然你无法选择工作本身，但你可以选择自己的工作方式；任何一份工作，做久了都可能会感到单调乏味，不过你可以选择自己的态度，要有积极的心态，专注及热情是快乐工作的源泉。

工作不是单纯的游戏，企业需要赚钱，员工需要取得收入，需要生存，它是一项实实在在的产业。不过在工作的同时，也可以乐在其中。在工作中做自己喜欢做的事，实现企业和个人之间的连接，发挥自己的行动智慧获得快乐。

2. 团结同事，全力以赴

在工作过程中，用各种各样的方法团结同事，使他们融入其中，同时要善于发挥自己特长，与大家一起分享快乐。快乐的人是有能力的人，是经常换位思考的人，永远思考别人的利益点，在想获得之前，先想去付出。工作的最大乐趣是什么？是找到一个值得为之付出的团队，并且做到全力以赴。

当所有人都全身心地投入到工作中时，人们就不会分神，而是采取行动，时刻关注别人的需要以及感受，就能一步一步地达成快乐的目标。

常言道：天才是九成的汗水和一成的灵感。职场中，你的工作极限取决于你自己。机会往往青睐那些时刻在奋斗的人们。因此，在职场上当你遇到难题的时候，一定要燃起你的激情与信心，时刻保持最好的心理状态，这样才能发挥你的潜能，进而达到你工作的极限，促使你更好地完成任务。点燃你心中的热情，在工作中保持激情四射的状态。这样不仅能增加你在老板心中的价值，让老板觉得你物超所值，而且也能够彰显你的重要性。

摒弃工作中"不值得"的心态

心理学家曾经总结出一条非常简单但又普遍适用的规律：不值得定律。对不值得定律最直观的表述是：不值得做的事情就不值得全身心投入。曾经有一个这样的佛家故事：

一个小和尚负责撞钟。依照小和尚的理解，他每天撞一次钟，小和尚觉得这样再简单不过了，每个人都会。因此，他觉得那是毫无意义、不值得做的琐事。不过为了完成师父交代的任务，他也就每天心不在焉地应付撞钟之事。然而让他意想不到的是，半年之后，寺院方丈却宣布调他到后院劈柴挑水，理由是小和尚难以胜任撞钟之职。

小和尚不服气地说："我撞的钟不准时、不响亮吗？"方丈语重心长地说："你的钟撞得很响，不过钟声空泛无力，这是因为敲钟的人心中无'钟'。而钟声不仅是寺里作息的准绳，更重要的是要唤醒沉迷的芸芸众生，达到激浊扬清以及普度众生的目的。为此，钟声不仅要响亮，而且要甜润、深沉、悠远、浑厚。心中无'钟'，即胸中无佛。作为敲钟者，你不用心、不虔诚，怎能担当神圣的撞钟一职呢？"

其实，在生活中，每一件看似稀松平常的事都有着深刻的内涵。可以说，世界上没有不值得做的事，即使在微不足道的事情当中也包含很多能够让我们去体会感悟的东西。人们只要抱着工作的热情，那么即使在微不足道的岗位也能干出不平凡的事业，就会变"不值得"为值得，甚至变成自己的兴趣。那么，这样干起工作来也就比较顺利了。

常言道：一分辛勤，一分收获。无论是在什么样的工作岗位上，只要你用心去做事情便自然会有回报；而相反的，如果你不用心去做事情，那么任何伟大的事业都会被践踏得不值一文，最后什么都得不到。

郁天铭是计算机专业的硕士生，毕业后去了一家大型软件公司工作。工作没多久，他就凭借深厚的专业基础以及出色的工作能力，为公司开发出了一套大型财务管理软件，为此也得到了单位同事的称赞以及领导的肯定。去年，郁天铭还被提升为开发部经理。他不但精通技术，还是一个值得下属信任与尊敬的上司，开发部在他的领导下取得了不凡的业绩。公司老总认为郁天铭是个人才，就把他提升到总经办，负责全公司的管理工作。接到任命通知后，郁天铭并不高兴，因为郁天铭深深知道自己的特长是技术而不是管理，如果去做纯粹的管理工作，不但会使自己的特长无法发挥，还会使自己的专业技能荒废掉，尤其重要的是自己并不喜欢做管理。可是，碍于领导的权威和面子，郁天铭还是接受了这份对于他来说不值得做的事情。

果然，接下来的一个月，他虽然做了很大的努力，但结果却令人失望，上司也开始对他施加压力。现在的郁天铭不但感到工作压抑，毫无乐趣，还越来越讨厌工作和这个职位，甚至想到了跳槽。

据了解，职场中人很大一部分精力都要花在与工作有关的事情上，而如果这些人一天花这么多时间在一件不值得做的事情上，那么工作恐怕就要变成一件再痛苦不过的差事了，就像郁天铭一样，甚至还会影响到自己的远大前程。因此，在职场上一定要及时剔除不值得的心理，对于任何工作都应该抱着积极的态度。

从心理学上来讲，不值得定律反映出人们的一种心理，即如果人们做的是一件自认为不值得做的事情，那么往往会心不在焉、敷衍了事。在这样的心态下，不仅成功率小，而且即使成功也不会觉得有多大的成就感。职场中的很多人只关心大的事件，只做大的事情，只重视能够满足虚荣心的出人头地的"大事业"，而对于一些职场中的小事不屑一顾，最后使自己在职场中陷入困境。

不过，令人吃惊的是，在当前工作中，此类的"不值得定律"，从一般员工到高层管理者比比皆是。很多人之所以平平庸庸一生，就是因为这些人认为很多事情都不值得做，都是杂事琐事。其实，在职场中你应该明确的是：职场中没有小的事情，只有不重要和不紧急的事。还有一部分人，有见识、有能力、有魄力，他会去很好地权衡所要做的事情。

做大事情的时候，由于心理作用，人们会认为这是一次"挑战"、一个"机会"、一种"荣誉"，面对困难与挫折毫不退缩，积极调动一切可以调动的资源，全身心地投入，因为他认为这是一件值得做的事情，区区一点辛苦算不了什么。但是，作为普通人，在大部分的时间里，很显然都在做一些小事。饭店服务员每天的工作就是对顾客微笑、回答顾客的提问、整理清扫房间、细心服务等小事；士兵每天的工作就是队列训练、巡逻排查、战术操练、擦拭枪械等小事；公司秘书每天所做的事可能就是接听电话、整理文件、绘制图表之类的小事……也许过于平淡，不过这就是工作，这就是成就事业的前提。只有全身心地做好这些平凡小事，才能积累实力，挖掘成长与发展的潜能，否则将会给自己的职场生活带来严重的负面影响。

因此，在职场上你所要明确的是，工作中没有"不值得"的事。即使是最普通最不起眼的工作，我们也不应该敷衍应付或轻视懈怠；而相反的，我们应该付出全部热情以及努力，多关注怎样把工作做到最好，尽职尽责、全力以赴地完成任务，养成良好的职业素养，这是我们走入职场成功的必经之路。

事业的成功都是掌握在那些勤勤恳恳、勇于付出的人的手上，即使你是一个再平凡不过的员工，只要你在工作岗位上兢兢业业、不怕付出，那么职场上的"好运"也会在你付出的路上等待着你的到来。中国古代有句名言："种瓜得瓜，种豆得豆，有付出才有回报。"这句话在现实的职场工作生活中更是被当作至理名言。没有什么不值得的工作，付出多少就收获多少。

矫正心态,你是在为自己工作

"我们只不过为了工资而工作,只是为老板打工而已。"这种想法具有很强的代表性,在许多人看来,工作只是一种简单的雇佣关系,做多做少、做好做坏对自己意义并不大。

乔治和威廉同在一个车间工作,每当下班的铃声响起,威廉总是第一个换上衣服,冲出厂房,而乔治则总是最后一个离开,他十分仔细地做完自己的工作后,还要在车间里走一圈,看到没有问题后才关上大门。

有一天,威廉和乔治在酒吧里喝酒,威廉对乔治说:"你让我们感到很难堪。"

"为什么?"乔治有些疑惑不解。

"你让老板认为我们不够努力。"威廉停顿了一下又说:"要知道,我们不过是在为别人工作。"

"是的,我们是在为老板工作,但是,也是在为自己而工作。"乔治的回答十分肯定有力。

尽管如此,现实中大多数人还是没有意识到自己在为他人工作的同时，也是在为自己工作。工作所带来的东西不仅仅是你工资层面上的东西，你不仅为自己赚到养家糊口的薪水，还为自己积累了工作经验。也因此，从某种意义上来说，工作真正是为了自己。

有一则寓言可以很好地阐释这个问题：一天，主人在两辆马车上装满了货物，分别让两匹马各拉一辆车。在路上，一匹马总是落在后面，还磨磨蹭蹭地走走停停。主人便把所有的货物都搬到前面的马车上。这时，那匹原本磨磨蹭蹭的马一看自己车上的货物没有了，就步履轻快地向前跑起来，还对另一匹马说："你就傻乎乎地干吧，总有一天累死你！"

到达目的地以后，有人建议主人："既然你只用一匹马来拉车，那就没必要养两匹马，不如只喂养那匹拉车的马，把另一匹马宰掉，起码还能得到一张皮呢！"主人听从了他的建议，真的就把那匹马杀掉了。

这匹不好好拉车的马的下场给了我们很好的答案。如果我们不好好工作，就会像这匹马一样失去价值，被职场淘汰，说到底我们是在为自己工作。

我们常常讲敬业，那么什么是敬业呢？敬业就是敬重自己的工作。在更高层次则是将工作当成自己的事，融入一种使命感和道德感；相比之下，从低层次讲是拿人钱财，对雇主有个交代。而无论哪个层次，敬业所表现出来的就是一丝不苟、认真负责、善始善终的工作态度。

作为一个职场人，一定要明白一个道理，一个人工作的最大受益人绝对不是老板，而应该是自己。工作是实现自我价值的一种方式，老板只是为我们提供了一个可以展示和发展自己的平台。所以，我们是在为我们自己工作，这个信念必须注入我们的思维深处。

在这个职业社会里，任何目标和理想都必须通过工作来实现，你的价值只能在你工作的过程中得到体现，只有把工作当成自己的，你才会全身心地投入到工作之中，你才能获得精神和物质上的回报，拥有你理想的社会地位，并最终实现人生目标。

美国西北大学校长沃尔特·史考特说："过度工作并不像一般人所想象的那样危险，也不像很多人认为的那么辛苦。如果一个人一天做完事下来很有成就感，那么不管这一天的工作有多么辛苦，他的内心都是舒适和满足的。反之，如果一天下来无所事事，没有成就感，即使这一天过得再清闲，他的内心都是焦灼而失望的。要是一个人对工作怀着浓厚的兴趣，觉得战胜工作的困难就是一种快乐，那么，他比那些把工作看成一种负担的人，不仅不会觉得疲倦，反而要觉得轻松。"

中国第一职业经理人唐骏曾说："我从来就没觉得我在为比尔·盖茨打工，为陈天桥打工，我就是在为我唐骏打工。我在经营我自己，我在为自己打工。"

敬业是一种习惯，尽管一开始并不能为你带来可观的收益，但是可以肯定的是，那些缺乏敬业精神的人，是无法取得真正的成就的。如果一旦马虎、散漫、不负责任的做事态度深入其潜意识，做任何事都会随意而为之，其结果自然可想而知。

约翰做了一辈子的木匠工作，并且以其敬业及勤奋而深得老板的信任。年老力衰，约翰对老板说，自己想退休回家与妻子儿女享受天伦之乐。老板十分舍不得约翰，再三挽留，但是他去意已决。于是老板只好答应他的请辞，但希望他能再帮助自己盖一座房子。面对老板诚恳的请求，约翰自然无法推辞。

约翰已归心似箭，心思全不在工作上了。用料也不那么严格，做出的活也全无往日的水准。老板看在眼里，但却什么也没说。等到房子盖好后，老板将钥匙交给了约翰。

"这是你的房子，"老板说，"我送给你的礼物。"

约翰愣住了，悔恨和羞愧溢于言表。一生盖了如此之多华亭豪宅，最后却为自己建了这样一座粗制滥造的房子。

这也许不过是一个寓言故事，但是却生动地说明，你所做的努力并不完全是为了老板，你归根到底是为自己而工作。

约翰没有保持晚节，而有些年轻人却是一踏入社会就缺乏责任心，以善于投机取巧为荣；老板一转身就懈怠下来，没有监督就没有工作；不思进取，反而以种种借口来遮掩自己缺乏责任心；工作推诿塞责，划地自封。懒散、怀疑、消极、抱怨……种种不良风气给社会带来了一定的影响。

真正聪明的人会善待自己的工作。他会让自己忙起来，在忙碌中体会生命的力量和工作的愉悦。这样的人总是感到工作是快乐的，他们忙于寻找这种快乐，以至于没有空闲时间来诉说自己是怎样的辛苦，我们也就不会听到他们有什么抱怨。喜欢发牢骚的总是那些没有做什么工作，而又喜欢干着急的人。他们痛苦不是因为工作，而是因为他们已被敬业的人远远地丢在后面了。真正的成功属于那些不论老板是否在办公室都会努力工作的人，属于那些尽心尽力完成自己工作的人。

好配角胜过烂主角

人生的舞台上，上台或下台都是平常的。假如你的条件适合当时的需要，当机遇一来时，你可以赢得满堂彩，若是你演得好而且演得妙，你就可以在台上多风光一会儿。假如你唱走了音，只能听见嘘声一片。潮起潮落，自有规律，你不必为自己一时的辉煌感叹不已，又为今日的风光不再而长吁短叹。尊重现实，你不可能永远都是主角。实在当不了主角，我们就心甘情愿地当配角，这何尝不是一种聪明的做法。

年轻人刚从事一项工作时，完全需要做配角，这是一种谦虚的态度，一种合作的态度。只有当好配角，才能从主角那里学到许多东西，也才能让主角尽心地传授给你知识。而如果刚开始就争强好胜，凡事都抢着干，别人就会对你抱有戒心，远离你。

韦奇工作踏实、有新意，在单位人缘很好。大家都知道他很想当科长，同时也都认为他具备当科长的能力。不久他真的成为科长，看他每天办公、开会，忙进忙出，兴奋中难掩骄傲的神色，大家都替他高兴，盼望他可以继续晋升。可是过了一年，他"下台"了，被调到别的部门当了一名副职。据说，得知消息的那天，他锁上办公室的门，一整天没有出来。当了副职后，大概难忍失去舞台的落寞，他日渐消沉，完全没有了斗志。

很多人都难以接受由主角变为配角，这种落差轻则让你落落寡合，重则让你痛不欲生。这时请你不要悲叹时运不济，也不要用昂贵的代价去争，结果可能会给你带来更大的伤害。你需要做到的只是"平心静气"，好好地扮演你"配角"的角色，像做主角时一样用心和努力。

刚毕业的年轻上班族要甘当配角，以求充实自己。应该认清自己在工作环境中所承担的工作角色以及这个角色的性质、职责范围等，保质保量地完成本职工作。另外，在工作中遇到大家都能做的事，不要抢着去表现。做得再好，也很难赢得赞许，而且和别人争做这样的事，容易引起矛盾。而当有些事别人做不了时，你可以勇敢地争做主角，好好地表现一下，展示自己的才华。

汤姆·布兰德起初只是美国福特汽车公司的一名杂工。在当了一年半的杂工之后，汤姆·布兰德申请调到汽车椅垫部工作。不久，他掌握了椅垫的工艺。后来他又申请调到点焊部、车身部、喷漆部、车床部等部门去工作。短短3年，他几乎把这个厂各部门的工作都做过了，最后他来到装配线。

看着这种情形，他的父亲十分不解，他问汤姆·布兰德:"你工作已经3年了,可总是做些焊接、刷漆、制造零件的工作,你怎么不好好考虑一下自己的前程呢?"

汤姆·布兰德笑着向父亲解释:"我并不急于当某一部门的小工头。我以能领导整个工厂为工作目标,因此,我必须了解汽车的整个制造过程。我现在正在把我的时间用来做最有价值的事情,因为我要学的,不仅仅是一个汽车椅垫如何做,而是要明确整个工作流程。"

当汤姆·布兰德知道自己准备好了时,他决定在装配线上崭露头角。汤姆·布兰德在其他部门干过,熟悉各种零件的构造,也能分辨零件的优劣,这为他的装配工作增加了不少便利。没过多久,他就成了装配线上最出色的人物。很快,他就晋升为领班,一步步走向自己的目标。

大多数成功之人都从事过最普通、最底层的工作,但是,他们和一般人不一样的是:珍惜每一个工作的机遇,不会满腹牢骚,而是认真做好每一件事,最终通过努力来证明自己的价值,展现自己的才华。

对于刚毕业的年轻人而言,缺乏的不是机会,而是蓄势的远见与忍受平淡的耐力。当年的陈天桥以优异的成绩从复旦大学毕业后,成为一名放映员。换作其他人可能会因此而抱怨连连,但陈天桥却积极寻找机会,于是利用空余时间专心钻研管理书籍,才获得了今天的成就。

现代职场是一场长跑,短暂的热情和速度都不能获得最终的胜利。因此,年轻人在进入职场后,更需要充实自己,提升忍耐力。

多与强者交流

俗话说："鸟随鸾凤飞腾远，人伴贤良品格高。"一个人如果想要成功，就需要结识成功人士，他们的成功经验，可以让你受益匪浅。

有这样一个有趣的测验："写下和你相处时间最多的6个人，也是与你关系最亲密的6个朋友，记下他们每个人的月收入，我就可以算出你的收入了。为什么？因为你的收入就是这6个人月收入的平均数。"开始大家不信，结果出来后，果真如此。进而得出结论：一个人的财富在很大程度上受熟悉的朋友的影响。犹太经典《塔木德》中有一句话：和狼生活在一起，你只能学会嗥叫；和那些优秀的人接触，耳濡目染，潜移默化，你会成长为一名优秀的人。

现实中，很多人都乐于与自己水平相当或低自己一等的人相处，因为在这些人面前自己会有种优越感。但是，长时间和这些人在一起，成功就越来越远。在职场，你完全可以和与自己地位相仿的人打成一片。但是，你将毫无长进。

农家少年阿瑟·华卡偶然间在杂志上读了某些大实业家的故事，他很想知道得更详细些，并希望能得到他们对后来者的忠告。

有一天，他独自一个人来到纽约，早上7点就到了威廉·亚斯达的事务所。

在第二间房子里，华卡立刻认出了自己要找的人。高个子的亚斯达开始觉得这少年有点讨厌，然而一听少年问他："我很想知道，我怎样才能赚得百万美元？"他的表情便柔和并微笑起来，俩人竟谈了一个钟头。随后，亚斯达劝告他去拜访其他成功人士。

华卡照着亚斯达的指示，拜访了众多企业家、报业家和作家等。

在赚钱这方面，他所得到的忠告也许并没有多大操作性。但是，能得到成功者的指引，却给了他自信。他开始仿效他们成功的做法。

又过了两年，这个20岁的青年成为一家工厂的经营者。24岁时，他是一家农业机械厂的总经理。不到8年，他就如愿以偿地成为百万富豪。这个来自乡村粗陋木屋的少年，终于成功了。

在华卡一生的工作中，实践着他年轻时在纽约学到的基本信条，即多结交有益的人。会见成功立业的前辈，会促使一个人成功。

怀特是一名州镇的电信雇员。16岁时，他便决心要独树一帜。27岁时，他当了管理所所长。后来，他成为俄亥俄州铁路局局长。

当他的儿子上学读书时，他告诉儿子："在学校里要和一流人物结交，有能力的人不管做什么都会成功……"

你可能看不起这种做法，但把有能力的人作为自己的榜样并不可耻。朋友与书籍一样，伴随着我们的一生，与我们共同奋斗。

想要认识成功的朋友，跟第一次就想赚百万美元一样，是相当困难的事。原因并非在于伟人们的超群拔萃，主要是你自己缺乏勇气。

很多新员工无法适应职场，就是因为不善于与前辈交际。第一次世界大战中，法兰西的陆军元帅福煦曾说过："青年人至少要认识一位深谙世故的老年人，请他做顾问。"

时常与比你优秀的人一起共事。不论是做学问还是为人处世，都是最有益的。

别独享成绩

要记住一句话：功劳是大家的，责任才是自己的。即使某项工作是你主要负责，也不可独占功劳。

每个人都希望自己可以获得荣誉，但是，如果你无视别人，就很难在职场立足。因此，不要感叹上司、同事和下属的度量狭小。其实，造成最后这种局面的原因在于你。在享受荣誉的同时，也要记住自己的同事。

一家公司，几年来生产发展迅速，利润以每年10%～15%的速度增长。这是因为公司建立了利润分享制度，把每年所赚的利润，按事先的约定奖给每位员工。也就是说，公司赚得越多，员工也就分得越多；员工受益，自然人人奋勇，个个争先，积极工作自不用说，还会随时随地检查产品的缺点与毛病，不断改进工作方式。

身处职场中，就要记住有福同享、有难同当。当你在职场上小有成就时，当然值得庆幸。但是，你要明白：这一切离不开同事的帮助，那你就不能独占功劳。否则，其他同事会嫉妒你。

在成为编辑的第5年，老梅担任该社下属一个杂志的主编。老梅平时在单位里人缘很好，而且他还很有才气，喜欢写东西。有一次，他主编的杂志在一次评选中获了大奖，他感到无比荣耀，处处炫耀，同事们当然也向他祝贺。但过了一个月，他却不那么高兴了。因为他发现单位同事，包括他的上司和属下，似乎都在有意无意地疏远他。

事后他认识到，他犯了"独享荣耀"的错误。就事论事，这份杂志之所以能得奖，主编的贡献当然很大，但也离不开其他人的努力，大家应该共享荣耀。而现在自己"独享荣耀"，其他人自然不高兴。

现实中，我们常常发现自己只喜欢动嘴不喜欢动手。无论何时何地，我们总能发现有人在夸夸其谈。他们总是炫耀自己的才能多么出众，如果能按他说的计划实行，必定能成就一番大事。然而，在旁人看来，实在可笑极了。

所以，当你在职场受到领导表扬时，一定不能独享荣誉，否则这份荣耀会为你的职场关系带来危险。当你获得荣誉后，让其他人与你分享这份荣誉，并感谢他人，同时要显得谦虚谨慎。

在职业生涯中，千万要记住当你的工作和事业有了成就时，不要独自享受。考虑一下其他人的感受，摒弃"自视清高"的作风，换成"众人拾柴火焰高"的职业意识。只要注意到这一点,你获得的荣耀就会助你更上一层楼,同事关系才会更和谐。

学会与同事共享荣誉,不仅会得到同事们的拥戴,而且会给上司留下良好的印象。不过,这种分享一定要是发自内心并且不要回报的,不要以高高在上的姿态施舍,更别希望下次有机会再讨回这份人情。